精准找穴取穴秘诀

尹兴玲　王艳　孟瑾◎主编

天津出版传媒集团

天津科学技术出版社

图书在版编目(CIP)数据

精准找穴取穴秘诀 / 尹兴玲, 王艳, 孟瑾主编. 天津: 天津科学技术出版社, 2024.9. -- ISBN 978-7-5742-2469-8

Ⅰ.R224-64

中国国家版本馆CIP数据核字第202458WY46号

精准找穴取穴秘诀

JINGZHUN ZHAOXUE QUXUE MIJUE

责任编辑：梁　旭
责任印制：兰　毅

出　　版：	天津出版传媒集团
	天津科学技术出版社
地　　址：	天津市西康路35号
邮　　编：	300051
电　　话：	(022)23332392(发行科)23332377(编辑部)
网　　址：	www.tjkjcbs.com.cn
发　　行：	新华书店经销
印　　刷：	河北环京美印刷有限公司

开本 710×1000　1/16　印张13　字数244 800
2024年9月第1版第1次印刷
定价：78.00元

前言

社会发展日新月异，人们生活水平不断提高，对自我健康的关注和调理意识也越来越强了。

采用穴位疗法调理亚健康，辅助康复慢性病，这些年尤其备受现代人推崇。

古人曾发现过一个规律即所谓："毒草百步，必有解药"。就是说毒草生长之处，百步之内必会有对应的解毒草药。其实对人体来讲，不管什么病，其病灶附近也总会有治疗该病的"大药"。中医称其为"穴位"。你可以这样简单的理解，人体本身就是大药，关键看你如何运用。

穴位疗法是中医独有的调理方法，它完全以中医传统理论为基础。

不同的脏腑病症与亚健康证候，通过刺激人体表面的特定穴位与反射区，就可以达到疏通气血、调畅经络、缓解疼痛与不适、平衡阴阳、增强免疫之功效，这些功效千百年来已为大量的医疗实践所证实。

虽然穴位疗法一直是中医重要的治疗方法，但不论是针刺、艾灸、按摩、拔罐、贴敷、埋线哪种疗法，都是以准确地找到穴，找对穴为前提。只有找对找准穴位，才能够对症下药，否则疗效就不好。

只有在准确找穴基础上，用手法或其他工具辅助增强渗透力，才可以达到放松肌肉、解除疲劳、平衡阴阳、调节生理功能之功效，有时候甚至还是立竿见影的。这也让很多搞西医的大夫大为称奇。

其实现代人调病，过多地依赖于药物了。很多人感觉穴位调不了大病，预防保健还可以，其实是大错特错了。

古语有云：一针，二灸，三服药。古人的治疗次序从来都是把针灸放在第一位的。而在现代很多人把这个顺序给弄反了，只重视服药。

如何让普通人也能方便快捷地选对穴位、选准穴位，让普通老百姓也可以便捷地自己动手"采摘"我们人体的"大药"，来给自己调病，这正是我们编写本书的目的。

本书通俗易懂、快速找穴、操作性强，不仅详细介绍了分布在人体各部位的重要穴位、常用穴位，还介绍了它们的不同功效。

对每一个穴位，我们配备了简洁的讲解文字和精美的示范图片。

您无需是专业人士也无须熟悉人体构造和中医，也能够轻松地找准穴找对穴，并可在此基础上为自己或家人实施按摩、贴敷和拔罐等。

这些年随着人们生活条件的改善，各类慢性疾病正以前所未有的速度吞噬着人们的健康，且日益呈现出年轻化与普遍化趋势。

如果您经常去医院，就会看到那种人山人海的盛况。之所以出现这种情况，压力、不健康的饮食和生活方式都是重要诱因。

还有大量人群每天饱受着骨关节病、心慌心悸、神经衰弱、超重、营养不良等困扰。疲劳、乏力、失眠、消化不良、各种急慢性炎症等亚健康症状，更是很多人身体的"常客"。

现在很多没到40岁的女性因为生活不规律、工作压力大、久坐等原因，陆续出现腰酸腿软、骨质疏松、多囊卵巢、色斑雀斑、月经不调、宫寒肢冷、反复尿道阴道炎、夜尿频多等状况。着实让她们伤透了脑筋，影响生活更影响美丽。其实这些折磨身心的病痛与不适，通过反复的穴位按摩就可以改善甚至痊愈。但很多人并不知道，或知道了也没有足够的重视。

穴位疗法是我们现代人可以随身携带的医生。不用花钱且能够随时随地操作，更重要的是它法简效卓。

本书并不是穴位大全，而是选取收录了我们日常生活中最常用的200个左右的穴位。并对每个穴位的精准定位、准确找法、按摩方法与功效主治做了详细介绍。

很少有病症只用单一穴位调理的。所以我们给您归纳了50个左右常见病症的穴位配伍。只有合理配穴，才能达成理想效果。

书中同时还教给了大家几种常用的穴位刺激与按摩手法。手法正确，也是确保疗效的因素之一。

本书介绍的每个穴位，都分别配有精确的骨骼定位说明和真人演示图。大家在准确

前言

找穴时可以相互参照，互为补充。

在本书最后，我们还为大家介绍了比较常用的人体反射区，即：手部反射区和足底反射区。并配有清晰指示图。

最后附录的"人体经络穴位图解"，含十二正经、任督二脉和经外奇穴。全彩色图解更便于学习和记忆。

还有经外奇穴的定位与主治和本书穴位的拼音索引，便于您知道某个穴位名称时，就能快速在本书中找到它。

希望这本简明、实用的穴位速查调理手册，能够真正地为广大读者朋友养生保健，祛病除疾提供便利，享受更健康的美好生活！

目录

第一章 神奇的穴位疗法

经络与穴位是祖先留给我们的最大馈赠……………………………………2
被低估的穴位疗法……………………3
经络与穴位正在逐渐被现代科学所证实……………………………………4
穴位按摩的保健功效………………5

第二章 穴位按摩基础

一、经络与穴位入门……………… 8
二、常用两种取穴方法…………… 9
三、常用的14种按摩手法 ……… 11
四、穴位按摩注意事项…………… 13

第三章 常见病有效配穴

头痛……………………………… 16
眼睛疲劳久视目涩胀痛………… 16
耳鸣……………………………… 16
肩膀酸痛………………………… 17
落枕……………………………… 17
坐骨神经痛……………………… 17
慢性胃炎………………………… 17
慢性便秘………………………… 18
痛风……………………………… 18
感冒……………………………… 18
重症咳嗽咳痰…………………… 19
高血压…………………………… 19
低血压…………………………… 19
心悸气喘………………………… 20
更年期障碍……………………… 21
身体慵懒………………………… 21
失眠症…………………………… 21
耳聋症…………………………… 22
鼻炎……………………………… 22
牙痛……………………………… 22
慢性咽炎………………………… 22
颈椎病…………………………… 23
肩周炎…………………………… 23
冠心病…………………………… 23
心绞痛…………………………… 23
腹泻……………………………… 23

痛经	24	膝关节炎	25
胆囊炎	24	小腿抽筋	25
急性胃肠炎	24	阳痿	25
腰椎间盘突出	24	脑溢血（属中风闭证者）	25
急性腰痛（包括风寒和外感）	25	牛皮癣	26

第四章　头面颈部常用穴位

扶突	28	丝竹空	37
迎香	28	瞳子髎	37
承泣	29	听会	37
四白	29	上关	38
地仓	29	率谷	38
颊车	30	天冲	38
大迎	30	浮白	39
下关	31	完骨	39
头维	31	阳白	39
人迎	31	头临泣	40
巨髎	32	承灵	40
颧髎	32	风池	40
听宫	32	廉泉	41
睛明	33	承浆	41
攒竹	33	天突	41
承光	33	后顶	42
通天	34	大椎	42
玉枕	34	强间	42
天柱	34	百会	43
天牖	35	囟会	43
翳风	35	上星	43
颅息	35	神庭	44
角孙	36	素髎	44
耳门	36	水沟	44
耳和髎	36	哑门	45

风府	45	耳尖	47
四神聪	45	金津	48
当阳	46	玉液	48
印堂	46	翳明	48
鱼腰	46	颈百劳	49
太阳	47	定喘	49

第五章　胸腹部常用穴位

中府	52	肓俞	60
云门	52	商曲	60
肩髃	52	石关	60
缺盆	53	腹通谷	61
气户	53	幽门	61
乳中	53	灵墟	61
乳根	54	俞府	62
承满	54	天池	62
梁门	54	日月	62
关门	55	带脉	63
太乙	55	五枢	63
天枢	55	章门	63
外陵	56	期门	64
大巨	56	曲骨	64
水道	56	关元	64
归来	57	石门	65
气冲	57	气海	65
府舍	57	阴交	65
大横	58	神阙	66
天溪	58	水分	66
大包	58	下脘	66
横骨	59	建里	67
四满	59	中脘	67
中注	59	上脘	67

巨阙	68	璇玑	69
鸠尾	68	子宫	69
中庭	68	膻中	70
华盖	69	玉堂	70

第六章　肩背腰部常用穴位

肩髎	72	膏肓	79
肩贞	72	阳纲	80
臑俞	73	胃仓	80
天宗	73	肓门	80
曲垣	73	志室	81
肩外俞	74	肩井	81
肩中俞	74	京门	81
大杼	74	腰阳关	82
风门	75	命门	82
肺俞	75	悬枢	82
厥阴俞	75	脊中	83
心俞	76	中枢	83
膈俞	76	筋缩	83
肝俞	76	至阳	84
胆俞	77	灵台	84
脾俞	77	神道	84
胃俞	77	身柱	85
三焦俞	78	陶道	85
肾俞	78	夹脊	85
气海俞	78	腰眼	86
大肠俞	79	腰奇	86
关元俞	79		

第七章　上下肢常用穴位

上肢穴位	88	天府	88

侠白	88	后溪	99
尺泽	89	腕骨	100
孔最	89	阳谷	100
列缺	89	养老	100
经渠	90	支正	101
太渊	90	天泉	101
鱼际	90	曲泽	101
少商	91	郄门	102
商阳	91	间使	102
二间	91	内关	102
三间	92	劳宫	103
合谷	92	中冲	103
阳溪	92	关冲	103
偏历	93	液门	104
温溜	93	外关	104
下廉	93	会宗	104
上廉	94	三阳络	105
手三里	94	四渎	105
曲池	94	天井	105
肘髎	95	臑会	106
手五里	95	中渚	106
臂臑	95	阳池	106
巨骨	96	肘尖	107
极泉	96	支沟	107
青灵	96	二白	107
少海	97	大陵	108
通里	97	少冲	108
灵道	97	腰痛点	108
阴郄	98	外劳宫	109
神门	98	八邪	109
少府	98	四缝	109
前谷	99	十宣	110
少泽	99	中泉	110

中魁	110	大都	121
大骨空	111	太白	122
下肢穴位	111	公孙	122
小肠俞	111	商丘	122
膀胱俞	112	三阴交	123
上髎	112	漏谷	123
次髎	112	地机	123
中髎	113	阴陵泉	124
下髎	113	血海	124
会阳	113	箕门	124
胞肓	114	冲门	125
秩边	114	承扶	125
居髎	114	殷门	125
环跳	115	浮郄	126
会阴	115	委阳	126
长强	115	委中	126
腰俞	116	合阳	127
髀关	116	承筋	127
伏兔	116	承山	127
阴市	117	飞扬	128
梁丘	117	昆仑	128
犊鼻	117	申脉	129
足三里	118	金门	129
上巨虚	118	京骨	129
条口	118	束骨	130
下巨虚	119	足通谷	130
丰隆	119	至阴	130
解溪	119	涌泉	131
冲阳	120	然谷	131
陷谷	120	太溪	131
内庭	120	大钟	132
厉兑	121	水泉	132
隐白	121	照海	133

复溜	133	行间	139
交信	133	太冲	139
阴谷	134	蠡沟	140
风市	134	中都	140
中渎	135	膝关	140
膝阳关	135	曲泉	141
阳陵泉	135	阴包	141
阳交	136	足五里	141
外丘	136	髋骨	142
光明	136	鹤顶	142
阳辅	137	百虫窝	142
悬钟	137	胆囊	143
丘墟	137	阑尾	143
足临泣	138	八风	144
地五会	138	独阴	144
侠溪	138	气端	144
大敦	139		

第八章　人体反射区按摩

一、手部反射区按摩……………　146　　二、足部反射区按摩……………　156

附录

一、人体经络穴位图解	166	手厥阴心包经	174
手太阴肺经	166	手少阳三焦经	175
手阳明大肠经	167	足少阳胆经	176
足阳明胃经	168	足厥阴肝经	177
足太阴脾经	169	督脉	178
手少阴心经	170	任脉	179
手太阳小肠经	171	二、经外奇穴功效与主治	180
足太阳膀胱经	172	三、本书穴位索引	189
足少阴肾经	173		

第一章
神奇的穴位疗法

经络与穴位是祖先留给我们的最大馈赠

当前,按摩、刮痧、拔罐、艾灸、贴敷等中医养生法因操作方便、成本较低、疗效颇佳而备受人们喜爱。许多人都在用这些方法来维护日常健康、祛病强身,自己做自己的家庭医生。

而这些疗法的核心,都离不开中医里的一个重要概念:穴位。这些疗法其本质上都属于穴位疗法。

在讲解穴位疗法之前,我们不得不先认真分析一下人体的经络系统,这是我们中华民族的祖先留给后世的一个最大"馈赠"。

早在20世纪80年代,钱学森钱老就曾预言:经络将对未来医学做出突出贡献。他曾说:"生命科学中隐藏着一个谜,而破解这个谜的钥匙很可能就是中国的经络学说。"

这些年,随着人们对经络研究和应用的深入,钱老的话得到了越来越多的人和越来越多国家的认可。

事实上,经络与穴位之所以让人感觉神奇,是因为现代科学至今没有找到经络与穴位的物质基础。

中医是实践医学,是经验医学。在没有西医之前,千百年来我们的老祖宗,就是用它来调理疾病,护卫中华民族的繁衍生息。

中医理论中,经络、穴位作为人体的总调控系统,它内属脏腑,外络肢节,联通五脏六腑、四肢百骸、五官九窍。

传统医学认为经络是将气血输布到全身各组织脏器的通道。只有保持经络畅通,才能"行气血"以荣养机体、濡润筋骨、确保生命活动的顺利进行和新陈代谢。否则脏器的功能就会出问题,进而营卫失养从而使外邪能够长驱直入侵犯体内。各种外来或内生的病痛也便会接踵而至。

《内经》中有这样一段经文:"五脏之道,皆出于经隧,以行气血,血气不和,百病乃变化而生"。这里的经隧指的就是脏腑之间相互联系的深层而重要的经络系统。

所以内经也在告诉我们:五脏功能的正常发挥,依赖经隧的通达。气血若因为经隧的原因而导致不和,各种疾病就会产生。

看护好我们的经络和穴位,让它始终保持畅通调和,就是我们调理疾病的重要思路与方法。

这就是古人对我们的训示:我们今天的一切大病、重病的出现,都是经络被掐断、"经隧"不通,导致气血失和的结果。

就像一座城，其中某根电路电缆出现故障，就会导致一些地区停电停水而无法正常运转，甚至还可能使整个城市陷入瘫痪。此时，你不用去直接解决城市的瘫痪问题，只要认真地去修复电路，恢复供电和供水，一切问题便都迎刃而解了。用这个来比喻经络在我们体内的作用，简直是太贴切了。

因为人体也这样，病痛皆因经络不畅而起。只要我们疏通了相应经络，就可以调动激发机体的自我修复功能。正气充足自然就可以抵抗或消减病邪，使机体重新恢复正常运转，疾病自然就不药而愈。这也是经络与穴位疗法能够祛病的一个底层逻辑。

被低估的穴位疗法

举几个现代医学疗效不佳，而通过经络和穴位疗法基本治愈的例子。

马老，男，72岁，右侧半身不遂9年。病初曾于北京某医院经CT检查诊断为脑血栓。经多方药物医治后，现患肢仍屈伸不利，手握力差，步履艰难。

给予针灸处方：风池、太阳、肩髃、曲池、外关、合谷、内关、环跳、足三里、阳陵泉、三阴交、太溪、太冲。手法用补法。

治疗6次（一个疗程），右侧肢体沉重感大减，活动较前灵活。眩晕、恶心亦见好转。

效不更方，随症增损，连续治疗4个疗程后，患侧肢体已活动自如，诸症尽消而病基本痊愈。

许某某，女，62岁。1992年8月3日初诊。患者右侧面肌抽动10余年。抽搐牵动口眼，致口眼歪斜，夜卧流涎，遇风、情绪紧张或劳累等则诱发抽动。

患者因病奔波医治多年都效果不显。

中医综观脉症，属营卫失和，气血虚弱，筋脉失养。穴位处方为：大椎、风池、左地仓、左颊车、承浆、外关、合谷、足三里、三阴交。

治疗8次（1个疗程），面肌抽动次数明显减少，抽搐强度减弱。后共治疗3个疗程，疾病基本痊愈。

吴某某，男，59岁。顽固性失眠30余年。入睡难，梦多，劳累后加重，近3年来完全依赖安眠药睡觉。胃脘胀满，失气频作。

两年前曾于北京某医院查肝功、胆红素指标偏高，诊断为"胃肠功能紊乱"。

经中医辨证后给予针灸处方：中脘、天枢、气海、内关、神门、足三里、三阴交、太溪。

经治4个疗程（6次为1个疗程）后，脾胃功能渐复，脾胃诸症明显减轻，睡眠渐趋安稳，安眠药已减半服用。

后巩固治疗了4个疗程，患者停服安眠药，每晚能够安睡6~8小时。

其实像这样的案例非常之多。很多西医久治不愈的慢病，通过中医的经络与穴位疗法，都取得了很好疗效。这是非常值得我们深思的。

经络与穴位正在逐渐被现代科学所证实

人们用现代生物医学方法对人体加以解剖后，即使用高倍率显微镜从表皮到深部组织进行广泛搜索，也没有见到这种名叫经络的管状结构。因此"经络是迷信"的论调一度甚嚣尘上。那么经络真的存在吗？答案当然是肯定的。很多看不见的东西都是存在的，只是还没研究明白。

我国经络学专家祝总骧教授和他的团队，早在1989年就曾利用三种科学方法，证明了经络的客观存在，轰动了世界。并写成专著《针灸经络生物物理学——中国第一大发明的科学验证》一书。

书中运用了电子学、生物化学、生物物理、声学和形态及动植物等多种学科检测和独特的实验法，准确揭示人体经络线的分布位置，证实了古典经络图谱的高度科学性与客观性。后来又陆续提出"经络是多层次、多功能、多形态立体结构的调控系统"这一理论。这一研究成果运用临床后，也取得神奇效果。并因此获得多项国家大奖。

所以经络确实是在人体中现实存在着的，是影响人体生老病死的重要因素。想少得病想延年益寿，你就要保证经络通畅、脏腑和谐。可现实生活中"垃圾"食品致体内毒素堆积，长期使用空调造成排汗不畅，久坐导致气血无法流通等，使得人们多多少少都存在着经络不通、气血营运不畅情况。

问题不严重时，往往只是有一些如头痛、颈肩酸痛、身体困重等不舒服情况。如果堵塞严重了，则可能引发各种健康问题如冠心病、颈椎病、黄褐斑等。这时候想要调理，除了药物干预外，通过刺激穴位疏通阻滞的经络，就很有必要了。

经络与穴位并不是玄学。远古时代人们没有药物没有现代医学，只是无意中使用一些石块、骨针去刺激身上的特定点时，发现能够减轻病痛。其实这些特定点就是穴位的"雏形"。因此不夸张地说，每一个穴位的每一种功效，都是先祖们经过无数次身体试验得来的。

如果说纵横交错的经络是联系各脏器的纽带，那么穴位就是这些纽带上的功能点、敏感点。

《内经》中称穴位为"脉气所发"和"神气之所游行出入"处。也就是说，穴位是经络气血"输注出入"体表的特殊部位。它能够在人体正常时通行卫气营血，在受到刺激时就会产生"多米诺骨牌"效应，将这种刺激效果沿经络传导给下一站，从而起到打通经络、调通气血、扶正祛邪、消除病痛之目的。可以说找对了穴位，也就找到了疏通经络的"机关"。

其实现代医学研究还惊奇地发现，几乎所有穴位都位于人体神经末梢密集或神经干线经过地方。也就是说，即使抛弃古老的中医理论而从现代医学角度讲，适当刺激穴位也可以明显改善人体神经、内分泌、呼吸、循环、消化、排泄、免疫等众多系统的功能。

穴位疗法是古人经验的总结。为便于传诵还总结成了歌诀：比如"赤脚走一走，活到九十九"。如"头项寻列缺"是指头颈部问题可通过刺激列缺穴来解决。如"腰背委中求"指腰背部问题可通过刺激委中穴来缓解。最知名的还是南宋张杲著《医说》中提出的："若要安，三里常不干"这句养生名言。"拍打足三里，胜吃老母鸡"的说法也一直在民间流传。

说到灸足三里这个养生方法，历代医书中也多有所提及。如《黄帝内经·灵枢·经脉篇》中提到"灸则强食生肉"，意思是说灸三里能增进食欲。足三里灸保健法传到日本后也非常盛行，被赞为"长寿灸"。

其实足三里只是胃经上一个常用穴位，因脾胃为后天之本气血生化之源，所以常灸足三里可就可使脾胃不受病邪侵袭进而增强消化功能，增加了人体营养物质的吸收能力，当然就会使全身得到濡养。

同时现代医学研究也证实：灸足三里能促使白细胞增加，增强对致病菌的吞噬能力进而增强人体免疫力。

另外研究还表明，灸足三里穴还能对血液成分、血压、心率、血糖等具有双向调节作用。由此也证明了足三里穴确实是当之无愧的养生大穴。

老祖宗的各种养生宝贝，正在逐渐为现代医学所一一证实。除足三里外，中医的许多要穴都具有调理现代常见病之功效：如能有效治疗原发性高血压的曲池穴；能对抗冠心病心绞痛的神门穴内关穴；能显著缓解鼻炎的迎香穴；能化痰镇咳的天突穴；能快速止痛的合谷穴等等。由此看来，只要我们遵循先人经验对症取穴，无异于拥有了一个取之不尽、用之不竭的随身"天然大药房"！

穴位按摩的保健功效

其实穴位既能治病，更能防病。因为经络与内脏相连，所以穴位处的色泽、形态和触摸时感觉的异常，就能在一定程度上反映出相应脏腑的病变。比如肺脏病人常在中府、肺俞、膏肓等穴处出现压痛。冠心病病人常在神堂穴处出现压痛。胃下垂病人常在足三里穴处出现条索状物、中脘穴处出现结节、胃俞穴处出现凹陷等。可见，通过穴位还能够及早发现脏腑问题并及早地进行干预，避免酿成严重后果。

穴位疗法不仅在治病上大放异彩，而且在调理亚健康方面也是独具特色。在功效上是一些所谓保健品无法比拟的。

1. 缓解紧张：穴位按摩首先就可以缓解紧张。不论是肌肉紧张还是精神紧张，都可以得到有效缓解。尤其是精神紧张。

2. 消除疲劳：这里主要指肌肉疲劳。肌肉疲劳的表现是：肌肉酸痛、乏力、运动能力下降。按摩可以促进肌肉纤维的收缩和伸展运动，增强肌肉弹性。同时穴位的刺激又可以疏通经络，促进血液和淋巴液的循环，从而可以改善肌肉营养状况，消除肌肉疲劳症状，帮助机体快速地恢复体力。

3. 调整脏腑紊乱功能：按摩对内脏功能具有双向调节作用。比如胃肠蠕动快的可以减缓，胃肠蠕动慢的可以加快。通过特定穴位按摩，就能够很好的刺激胃肠道蠕动，类似于中药健脾开胃的作用。再比如对泌尿生殖系统，可以有效地调节膀胱张力和括约肌功能，缓解遗尿症。对心血管疾病，精准的长期的穴位按摩，可以明显改善冠心病患者的左心功能，降低外周阻力，减少心肌耗氧量从而缓解心绞痛。

4. 改善睡眠：穴位按摩促进气血运行濡养头部和神经系统，能够起到很好的安神与改善睡眠效果。有时甚至比药物效果还好。

5. 美容养颜：中医讲"有其内必有其外"，"五脏六腑之精气上荣于头面"，正说明了头面部是人体精气盛衰的最直接反映。如果一个人的精气神旺盛，那她一定会在面部气色上容光焕发，神采飞扬。反之则面色无光，色斑皱纹蜂拥而至。所以其实"面子"问题，关键在于身体内部的精气是否旺盛和畅通。穴位按摩就是有效的方法之一。

6. 增强免疫扶正气：西医重祛邪，中医重扶正。机体一旦哪里异常，会自动自发地由经络调动气血进行奋力的抵抗驱散与调理。这是中医祛病的独特思路。这种整体祛邪的能力，中医叫正气西医叫免疫力。经常地按摩指定穴位，就可以主动地培补机体这种正气。疾病的发生不外乎正邪之争，只要我们选穴精准，刺激到位，就可以起到祛邪外出、退热消炎，补益补养之功效。这已经为大量养生群体的实践所证实。

第二章

穴位按摩基础

一、经络与穴位入门

1. 经络：是经脉与络脉的总称。是人体运行气血、联系脏腑、沟通内外、贯穿上下的路径。

经有路径的意思即直行的主干。络有网络的含义即从经脉所分出的小支。经络纵横交错，遍布于全身。

2. 经络分类：十二正经，奇经八脉，络脉。

十二正经：人体气血运行主干。用脏腑命名是要说明经脉所属脏器。外为阳，内为阴。

奇经八脉是人体经络走向的另一个类别，分别是：督脉、任脉、冲脉、带脉、阳维脉、阴维脉、阴跷脉、阳跷脉。

奇经八脉与十二正经不同，既不直属脏腑，又无表里关系，"别道奇行"，故称"奇经"。

奇经功能：一是沟通十二经脉间联系。二是调节十二经脉盛衰。十二经气血旺盛时奇经加以蓄积，十二经气血不足时奇经给予补给。

络脉是经脉分支，纵横交错，网络全身，无处不在。作用是：补正经循行的不足，灌渗气血，濡养全身。

3. 关于穴位

穴位：又叫俞穴。是经络之气输注于体表的特定部位。是针灸治疗疾病的刺激点与反应点。

俞与"输"通，有转输输注的意义。"穴"即孔隙意思。共分为经穴、奇穴和阿是穴三类。

第一类是经穴：指位于十二经脉和任督二脉上的穴位，又称十四经穴。是穴位的主体部分。共362个（也有说361个）。都有固定名称和定位。以治疗本经所属的脏腑病症为主。

第二类是奇穴：又称经外奇穴。有固定名称和部位但不属于十四经。因常有奇效故称为奇穴。奇穴常对特定病症有特定疗效，功效较单一。比如四缝治疗小儿疳积，定喘治疗哮喘等。

奇穴定名、定位、不定经。有些奇穴由多个刺激点组成无法归经如十宣、八邪、四缝等。

有些奇穴是十四经确定后再陆续发现的经验穴，所以没有归经。目前得到公认的奇穴是48个。具体见本书后面索引。

第三类是阿是穴：阿是穴是指不属于十四经穴和奇穴的一些压痛点、敏感点或有阳性反应物如结节或皮下条索状物的地方，称为阿是穴。它没固定名称固定位置也没具体个数。适度刺激阿是穴相当于直接刺激经络阻滞处，所以有时阿是穴的效果会更明显一些。

二、常用两种取穴方法

按摩治病，取穴准确与否与疗效密切相关。下面介绍比较实用的三种取穴法。

第一种：手指同身寸取穴法

手指同身寸取穴法，也是一种简易取穴法。即依照被按摩者本人手指的长度和宽度为标准来取穴。

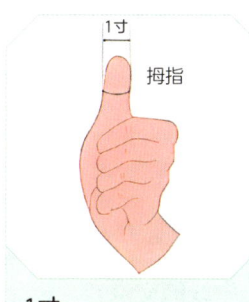

1寸
①以自身大拇指指尖关节的横向宽度为1寸。此法常用于四肢部位。

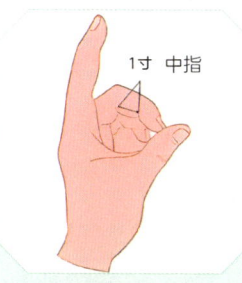

1寸
②以中指中节屈曲时内侧两端纹头之间距离长度为1寸。此法可用于腰背部和四肢等部位。

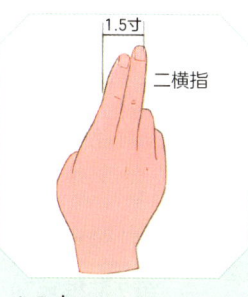

1.5寸
食指、中指并拢，以中指中节横纹处为准，其宽度为1.5寸。

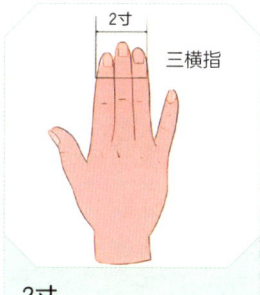

2寸
将食指、中指、无名指三指并拢，以中指第一节横纹处为准，三指横量为2寸。

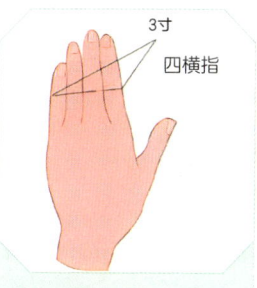

3寸
将自身的食指、中指、无名指、小指并拢，以中指中关节横纹处为标准，四指的宽度为3寸。

第二种：体表标志取穴法

体表标志取穴法是以体表解剖学的各种体表标志为依据，来确定俞穴位置的方法。

想应用体表标志来定位，那你首先需要知道常用的体表定穴标志。

如果传统体表标准术语有完全对应的解剖学术语，则可直接采用无须再定义。

头部

1．前发际正中：头部有发部位的前缘正中（图a）

2．后发际正中：头部有发部位的后缘正中。

3．额角发际：前发际额部曲角处（图a）

4．眉间：两眉头之间的中点（图a）

5．耳尖：当耳向前折时耳的最高点。

胸胁部

6．第2肋：平胸骨角水平；锁骨下可触及的肋骨即第2肋（图a）。

7．第4肋间：男子乳头平第4肋间。

颈背腰骶部

8．第7颈椎棘突：颈后隆起最高且能随头旋转而转动者即为第7颈椎棘突（图b）。

9．第2胸椎棘突：直立，两手下垂时，两肩胛骨上角连线与后正中线的交点。

10．第3胸椎棘突：直立，两手下垂时，两肩胛冈内侧端连线与后正中线的交点。

11．第7胸椎棘突：直立，两手下垂时，两肩胛骨下角的连线与后正中线的交点。

12．第12胸椎棘突：直立，两手下垂时，后正中线上两肩胛骨下角连线与两髂嵴最高点连线的中点。

13．第4腰椎棘突：两髂嵴最高点连线与后正中线的交点。

14．第2骶椎：两髂后上棘连线与后正中线的交点。

15．骶管裂孔：取尾骨上方左右的骶角，与两骶角平齐的后正中线上。

上下肢部

16．赤白肉际：手掌、手背皮肤移行处；足底、足背皮肤移行处。

17．腘横纹：腘窝处横纹。

18．外踝尖：外踝最凸点（图c）

19．内踝尖：内踝最凸点（图c）

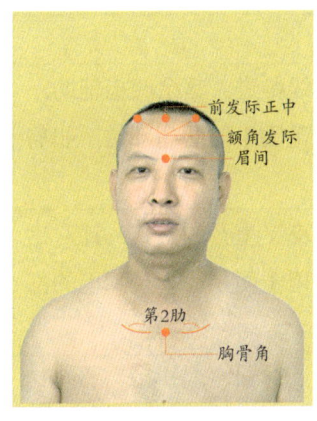

a. 正面

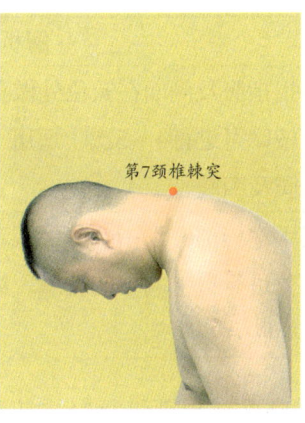

b. 背面

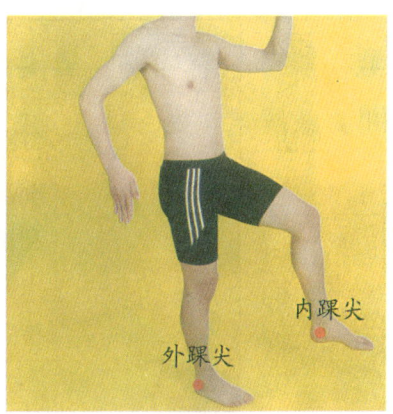

c. 侧面

三、常用的 14 种按摩手法

身体部位不同，按摩力度与频率也有区别。

在实操中，还要根据个人身体状况、疾病性质、症状轻重的不同而选择不同的按摩手法。

按摩手法	示意图	解析
指按法		大拇指指腹在穴位或局部做定点穴位按压。适用于全身部位
指摩法		用食指、中指和无名指等指腹进行轻柔按摩。适用于胸部和腹部
指按揉法		单手或双手的指腹置于施术部位，其余手指置于对侧或相应的位置。大拇指或前臂用力，节律性按揉。适用于全身部位
指点法		手握空拳，大拇指伸直紧贴食指，用大拇指指端着力于施术部位或穴位，持续点压。力量由轻到重，达到最大时停留并重复。适用于全身部位或穴位

按摩手法	示意图	解析
指推法		大拇指指腹及侧面在穴位处做直线推进，其余四指辅助，每次按摩可进行4～5次。适用于范围小的酸痛部位，如肩部，腰及四肢
掌按法		利用手掌根部、手指合并或双手交叉重叠的方式，针对定点穴位进行自上向下的按摩。适用于面积较大且平坦的部位，如腰背及腹部
掌摩法		手掌掌面或根部进行轻柔按摩。适用于脸部、胸部和腿部
掌揉法		单掌或双掌以掌根部着力于施术部位，按压并揉动。适用于面积较大的部位，如腰背和胸腹部
掌推法		利用手掌根部或手掌进行按摩。如面积较大或要加强效果，可用双手交叉重叠的方式推按。适用于面积较大的部位，如腰背和胸腹部
肘压法		将手肘弯曲，利用轴端针对定点穴位施力按摩。适用肌肉丰厚的部位，如臀部和腰部
肘点法		屈肘，用肘尖着力于施术部位或穴位上，通过上半身的重力，进行持续的点压，用力由轻到重。适用于肌肉丰厚的部位，如臀部
肘推法		屈肘，利用肘端施力推进。适用于体型较肥胖者及肌肉丰厚之处，如臀部和腿部
拍击法		五指并拢呈空心掌，腕关节适度放松，拍打体表。可单手或者双手，忌用实掌拍。适用于面积较大的部位，如肩背部、胸腹部、腰部
捏拿法		运用大拇指、食指（和中指）的力量，以捏捏或提拿的方式施力。力量柔和，由轻到重，再由重到轻。常用在颈肩部和四肢部位的按摩

常用穴位疗法：

找准穴位后，并不是只有按摩和针刺两种方法。只要能对穴位进行刺激的方法，就都管用。

常用的穴位疗法还有：艾灸、贴敷和拔罐。

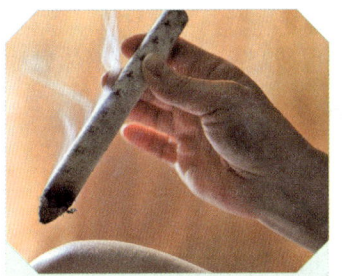

艾灸

将艾条一端点燃，然后对准施灸穴位进行调理。一般以施灸部位出现红晕为度。艾灸的作用主要有三：一是温通经络。二是散寒除湿。三是提升免疫。

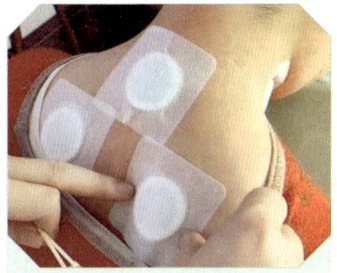

贴敷

是一种将中药加工成不同形状的制剂，根据病情，将配制好的药物剂型直接贴敷在某个或某组穴位、病变部位、特定部位上。通过药物对穴位的刺激、渗透和药理作用来调节机体，治愈疾病。贴敷的可以是药丸或药膏或药饼等。

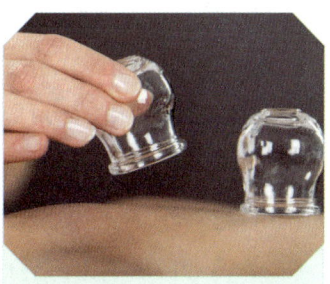

拔罐

是以罐为工具，利用热力、挤压或抽吸等方法，排出罐内空气以产生负压，造成皮肤淤血现象，以达到防病治病之目的。拔罐疗法其实也需要取穴但不用太精准，拔罐在民间被广泛地应用，老百姓有"针灸拔罐，病去一半"之说。

四、穴位按摩注意事项

给人按摩时注意以下6点。

1. 按摩前，施术者须洗净双手，保证手指清洁和温暖。指甲应修磨圆钝，并解除有碍按摩的物品如戒指等，以免划伤皮肤。

2. 按摩时，根据按摩时间不同，选择手法轻重及路线。例如，清晨按摩主要是唤醒机体组织，刺激可轻一些，选择穴位的范围可小一些。而晚上睡前按摩则要促进体内代谢产物排泄，让疲劳的肌肉得到恢复，刺激可以重一些，选穴的范围也可扩大些。

3. 按摩时，手法一般都必须轻柔舒缓，切不可粗暴操作。特别是眼睛周围部位，只要予以轻轻触压即可。皮肤松弛者，可予以轻轻的拍击。

4. 按摩时，以皮肤微热为标准。为了增强皮肤润滑度，可在局部稍稍涂抹些按摩霜或油脂，以吸收按摩所产生的热量，防止因温度过高造成皮肤伤害。

5. 一旦发现按摩部位出现破损、溃疡、骨折、结核、肿瘤、出血时，应立即停止操作。并采取相应补救措施。

6. 在饥饿、饱食、酗酒或过度疲劳等情况下，不宜进行按摩，可让身体稍休息片刻。按摩时还必须注意保持合适的室内温度，以免被按摩者受寒着凉，引发疾病。

自我按摩时注意以下5点。

1. 身心放松：按摩时除要集中精力外，还要做到心平气和、全身放松。

2. 准确取穴：按摩是依靠刺激穴位来疏通经络，使血脉流畅，健身防病。所以要取穴准确疗效才好。

3. 用力恰当：力道的大小，应以有一定酸、麻、胀感为度。用力过小不起作用。用力过大不但易疲劳还易擦伤皮肤。

4. 循序渐进：按摩的穴位和次数，都应由少渐多，由轻渐重。

5. 持之以恒：使用按摩来保健或调理慢病，不能急功近利。持之以恒才会收效。

第三章

常见病有效配穴

头痛

头痛每个人都经历过。平日的轻头痛一般没有什么大碍，但如果是因感冒或眼、耳、鼻、牙齿、神经痛或是头颅内疾病引起的，则应就医将病因消除。

头痛发病机制复杂，时间有长有短，部位也不一样。伤风、感冒、饮食、失眠、贫血等均可诱发头痛。除了器质性病变，无论是血管性还是神经性头痛，穴位按摩的效果都不错。

若是因疲劳、气候变化、女性生理期等原因引起的不明原因头痛，也可以采用穴道刺激法。

对症穴道：百会、太阳穴、悬颅。颈后的天柱、风池。手肘的曲池。阳陵泉。

对症按摩：1. 整个头沉重疼痛，或是头部跳疼时，按压百会穴特别有效。2. 偏头痛时，最适合按压悬颅。3. 颈后疼痛时，可按压天柱和风池。

眼睛疲劳久视目涩胀痛

当前许多人每天要盯着屏幕用眼5、6个小时甚至更长时长，会导致眼睛干涩、胀痛、视物模糊。人到中年很多人也会出现眼睛视力的问题。

视疲劳的发生，通常多伴随全身性疲劳发作。其病因一般大都是肉体或精神疲劳、睡眠不足等。

如果总感到眼睛疲劳，则可能是白内障或脑肿瘤，需要尽早看眼科医生以确定病因。

如果不是严重原因引起的眼睛疲劳，中医讲可能是肝血虚，则可用手轻轻做穴道刺激，非常有效。

对症的穴道：位于眼头的睛明、眼尾的太阳、头顶的百会、颈部的天柱、肩部中央的肩井。其他还有四白、风池。承泣。

对症按摩疗法：眼睛疲劳的同时会伴随头痛或肩酸，所以不只是眼睛四周的穴道，连头部、颈部和肩部的穴道也加以刺激。眼睛的疲劳就会得到很大缓解，整个人也恢复舒适。

耳鸣

这是一种症状，即无外部声源时感受到声音。近百种病都可以引起耳鸣。也就是说耳鸣不是一种病，而是很多种病的一种症状。

排除器质性病变，人在疲劳、压力过大、抽烟喝酒后是容易加重耳鸣的。

常见的是神经性耳鸣、中耳炎耳鸣，或中医讲的肾虚耳鸣。

对症穴道：下关、听宫、翳风、耳门、耳和髎、听会、少泽、中渚、太冲。

肩膀酸痛

肩膀酸痛是成年人常发的一种症状。引发原因多是因为肌肉紧张收缩，新陈代谢不良，造成乳酸等老化废物积存，血液或淋巴液作用迟缓导致的。

穴位刺激可以说对解除肩膀酸痛的效果是很不错的。

对症的穴道：肩部中央的肩井，颈后的天柱，天柱外侧的风池，背脊的大椎、厥阴俞，背上的曲垣。

落枕

早晨睡醒时，如果发觉颈部疼痛且头无法转动，后头部肩部之间疼痛，即患上了所谓落枕。

欲治疗落枕，需刺激穴道，松弛肌肉，以促进血液循环。

对症的穴道：颈后的天柱、风池。肩部中央的肩井。前颈锁骨凹处的气舍。

坐骨神经痛

所谓坐骨神经，是指从腰椎下部和腰骨上部开始的神经束。当发现腰部到臀部、大腿后侧到小腿疼痛延伸至脚跟和脚踝，或是外脚踝至脚板感觉发麻的症状，就是坐骨神经痛。

坐骨神经痛的病因，主要由腰肌劳损、椎间盘突出、腰腹部受寒等引起。无论哪种引起的坐骨神经痛，以穴道刺激方法来治疗都有明显缓解作用。

对症的穴道：腰部的大肠俞、下方小肠俞、上臀部膀胱俞、大腿后侧的殷门、腿外侧的足三里。

慢性胃炎

食欲不振，心窝到肚脐间经常郁闷，偶尔像针扎似疼痛，一吃东西就有胃胀、打嗝、胸口难受或呕吐等症状，这是慢性胃炎的特征。

初期症状不尽相同，但是时间久了会引发体力衰弱、贫血、肩部酸痛和虚脱等症状。

中医自古即有"胃部六灸"之法，利用灸六个穴道的方法来治疗慢性胃炎，效果不错。

其实近年来现代医学也开始注意到这类情况，也认为"内脏异常会反映在相关的皮肤或肌肉上"。

对症的穴道：背部的肝俞、其下方的脾俞、背部的胃俞、腹部的巨阙、腹部的中脘、肚脐旁的天枢。足三里。

慢性便秘

正常排便是一日一次或两次，有时候也会隔日一次，这都是正常的。如果不是这个节律或是粪便干硬不易排出，通常就称为便秘。

长期便秘会产生痔疮。也可能伴有全身疲倦的问题出现。

对症的穴道：腹部的中脘、天枢、大巨，腰部的大肠俞、小肠俞。足三里。

腹部穴道刺激不需太用力和太长时间，一次最多5~6分钟即可。对刺激敏感或是症状轻微者，可马上奏效。

痛风

痛风的疼痛很厉害，发作时大脚趾部或脚踝、手肘关节，会突然红肿及发生剧痛，且持续一周。一旦慢性化，则可能诱发肾脏病和心脏病，因此务必及早治疗。

痛风90%发生于男性，自古又被称为"帝王病"。大多以苛求美食者或有不良嗜好者居多。中年以后身体肥胖之人得此病的概率较大。

发作时可以用冷敷或镇痛剂止痛，亦可以借刺激穴道缓解剧烈疼痛。

对症的穴道：背部肝俞，腰部三焦俞，腿部足三里、阴陵泉，足部解溪。

痛风用灸治也很有效。用米粒大的艾草灸相关穴位3~5次。持续1周后，休息3天，再重复进行。可以预防发作，减轻疼痛，缓解症状。

感冒

感冒是日常生活中最常患的疾病。以呼吸器官感染为主要症状。从轻到重如延误医治，可能会引起肺炎或胸膜炎。所以，感冒初期一定要注意及时治疗。

感冒与疲劳、营养、身心状态有很大关系。易感冒或一感冒就往里面脏腑走的，平时一定要加强锻炼身体。

对症的穴道：颈后的风府、风池，头部的脑户，背部的风门、肺俞，胸部的中府。

其中风池和风府是穴道刺激治疗感冒不可缺少的穴位。

胸部的中府是呼吸器官生病时的特效穴道，位于锁骨外侧凹处向下2寸处。应用除拇指以外的四指的指腹慢慢按压。

重症咳嗽咳痰

咳嗽严重且不易治愈时，很可能已发展为支气管炎和肺炎。当然还有非细菌因素，如因空气污染、吸烟过多或有灰尘刺激等。

穴道刺激主要是减轻症状，所以无论是慢性支气管炎或气喘，都可应用此方法进行治疗。

对症的穴道：背部的大椎、定喘、肺俞，胸部的中府，手臂的孔最。

咳得太厉害导致胸部疼痛时，按压中府有效。用四指的指腹慢慢按压。喉咙痛时，用拇指仔细指压手臂的孔最也有效果。

高血压

安静状态时测量血压，高压在140 mmHg以上，低压在90 mmHg以上，就是高血压。

三高之中高血压居首。要认真控制到正常范围。否则会对心脑肾和血管造成损害。除压力、情绪、饮食调理外，我们还要主动采取一些非药物疗法去调理。

血压一升高，就会发生头痛、目眩、耳鸣、心悸、失眠、易疲劳和手脚冰冷等症状。

中年后血压高的人逐渐增多，其中90%左右是本态性高血压症，并没有特别病因，这与遗传有关。40～50岁人群是人体生理产生变化、血压不稳定的时期。

因为这个阶段人的机体会逐渐老化，动脉也开始硬化，血管失去弹性。

另一个引起高血压的原因是紧张和工作压力。工作强度重，积存紧张情绪也易引起高血压。高血压也可能由肾脏病动脉硬化所引起。

穴道刺激并不能真正降血压，不过可以消除高血压引起的各种症状，使整个人感觉舒服，必须配合药物治疗或食物疗法一并进行。

对症的穴道：头部的百会、颈后的天柱、肩部的肩井、背部的厥阴俞、胸部的膻中、下肢的血海、三阴交。足部的解溪、涌泉。

低血压

一般认为上肢血压低于60 mmHg时，称为低血压症。其主要症状是人易疲劳、没耐性、睡不安稳、目眩、耳鸣、食欲不振、便秘和生理不调等。

低血压一种是心脏病、胃肠疾病或内分泌异常所引起的二次性低血压。其中包括营养失调或重病长期卧床而引起的症候性低血压。

第二种是仰躺时血压正常，站立时血压突然降低，即所谓站立性低血症。这种情况常出现于瘦弱的年轻女性，大多会感觉头昏目眩或站立时发晕。

再有就是遗传原因了。

穴道刺激对站立性低血压和遗传性低血压特别有效，可以改善低血压所带来的不适症状。

对症的穴道：头部的百会、颈后天柱、背部的厥阴俞、腹部的中脘、手臂的郄门、足部的照海。

很多低血压患者，都会有背部厥阴俞附近酸痛的现象，可适当按压厥阴俞。

另外有呼吸困难症状时，可指压手臂的郄门和脚部的照海。低血压症中出现脚部冰冷现象者很多，照海是消除脚部冰冷最适当的穴道。

心悸气喘

有些人会出现心悸或气喘症状。心悸是心脏跳动突然增快所致，气喘则是肺部引起的一种缺氧症状。

除此之外，高血压、低血压或贫血症也会引起心悸。

若检查心脏没有异常血压也正常，则称为心脏神经官能症。可能是自律神经失调或更年期障碍所引起的。

对症的穴道：颈后的天柱，背部的厥阴俞、心俞，胸部的膻中，手臂的郄门，手部的阴郄。

背部的厥阴俞，是治疗全身血液循环不良时很有效的穴道。如果配合胸部的膻中一起刺激，可以减轻心悸、气喘和胸口郁闷等现象。

心悸时，刺激手部的穴道也重要。郄门位于手臂正面中央、手腕和手肘的中间。用拇指持续按压3～5秒，休息1～2秒，再持续按压。反复做3～5次。

手小指的指甲基部内侧和外侧，有可以平息胸部疼痛和心悸的穴道，可以养成随时揉捏小指腹习惯。心悸和气喘最忌烟酒过度，一定要有所节制。

更年期障碍

女性在更年期，激素分泌会有很大改变。因此身体和心理上都会出现许多变化，这些变化统称为更年期障碍。

这个阶段的各类证候，利用穴道刺激就可以缓和相关症状。

对症的穴道：颈后的天柱、风池，腰部的肾俞，腹部的期门，腿部的血海、三阴交、关元、气海。

天柱是位于颈后的穴道，在两条粗肌肉（僧帽肌）外侧的凹陷处。可以调整全身状态。

风池位于天柱外侧、后颈部和耳后骨块的正中央。用食指和中指放在上面，按压3～5秒钟，然后指压至肩部之间，以消除肩部酸痛。

接着按压肾俞，这是旺盛生命力的穴道。以拇指放在上面，开始轻轻按压，然后逐渐用力，按压3～5秒钟，之后放松3～5秒钟。反复做5次。

最后刺激足部的血海和三阴交。对各类妇科疾病很有效。

身体慵懒

觉得很疲倦身体慵懒时，可能是前一天没睡好或过分疲劳。如果情况一直持续，就会逐渐变成慢性疲劳。

生活没有太大改变，却突然觉得很疲劳、身体慵懒，则可能是有内脏疾病。要接受内科检查和诊断。

没有器质性严重问题时，应该利用穴道刺激以便及早消除疲劳，直至恢复健康。

对症的穴道：颈后的天柱，背部的身柱、肝俞，腰部的肾俞，腹部的中脘，腿部的足三里。

长时间使用电脑，引起眼睛过度疲劳时，刺激天柱非常有效。

失眠症

难以入睡，似睡非睡，整晚浅睡眠，醒来时感觉疲劳没有完全消除，这种状态就称为失眠。

失眠的原因其实很多，利用穴道刺激是可以缓解的。

对症的穴道：背部的膈俞、膈关，腹部的巨阙、期门，足部的涌泉。

因睡不着而感到苦恼的人，其共同的症状是颈部延伸至背骨两侧的肌肉僵硬、酸痛。

此种情况可能压迫到旁边的交感神经节。所以，必须进行穴道刺激，消除此僵硬现象。

巨阙和期门附近僵硬的人很多，所以要加以指压。只要运用好穴道刺激，消除紧张，获得充足的睡眠还是比较简单的。当然有时候还需要结合中医辨证取穴。

耳聋症

因听力功能障碍而产生不同程度的听力减退。统称耳聋。病因复杂。有先天的有后天的。

早发现，早治疗，可以延缓听力损失的进展。

对症穴道：听宫、翳风、中渚。

鼻炎

由细菌、病毒、过敏原等引起的鼻腔黏膜炎症。主要表现就是鼻塞、流涕、打喷嚏。过敏性鼻炎还有一定遗传性。

急性鼻炎预后较好，慢性鼻炎常反复发作。

对症穴道：鼻通、迎香、大椎、风门、肺俞、列缺、陷谷。

牙痛

俗话说：牙痛不是病，疼起来真要命。牙痛是最常见的口腔疾病，病因多为胃火上炎、牙龈炎症、龋齿等。

少府穴，一针止痛。

上牙疼胃经，内庭穴透陷谷穴。

下牙疼大肠经，合谷透三间。

对症穴道：陷谷、商阳、三间、合谷、内庭。

慢性咽炎

慢性咽炎是咽部黏膜的慢性炎症，常有异物感灼热感，发病率较高，常见于中老年人，复发率高，不易治愈。

慢性咽炎患者要忌食辛辣刺激食物。冬季取暖时，应注意室内不要太干燥。平时加强锻炼，增强体质。多进行室外活动，呼吸新鲜空气。少讲话。

对症穴道：廉泉、天突、照海、少商、合谷、曲泽、内关。

颈椎病

这是一种由颈椎退行性病变导致的临床综合征。主要表现为：颈背僵硬疼痛、上肢放射性疼痛。

因为长期伏案工作，颈椎僵硬导致弹性减弱，身体为了稳固就被迫多长些骨头从而形成增生。压迫神经血管可能导致您的胳膊出现酸麻胀痛情况。

这种病关键是要养成健康的生活习惯。多活动、上下拉伸、局部按摩或热敷是常用方法。而通过有效的穴位刺激穴位按摩也很有效果，约90%的患者可以通过非手术疗法获得痊愈或缓解。

对症穴道：天柱、大椎、风池、天宗、肩颈。

肩周炎

老百姓又叫五十肩，是一种肩关节周围软组织的不明原因的无菌性炎症。主要表现就是肩关节疼痛和活动受限。

经过包括穴位按摩在内的多种疗法作用下，症状一般会逐渐缓解。

对症穴道：肩髃、肩髎、肩贞、曲垣、臂臑。

冠心病

正常的心跳是无感受的。如果心脏区域有异样的感觉，那就是有问题了。不管是缺血、炎症，还是栓塞狭窄，在中医中属于胸痹、心痛的范畴。

冠心病要正规治疗，中西医并重。但穴位疗法也是有效的，有时还能救急。

对症穴道：膻中、心俞、神门、内关、涌泉。

心绞痛

主要症状是心窝部突然发作收缩性剧痛，如灼如刺。面色苍白，四肢厥冷，出虚汗。在舌下口服硝酸甘油的同时，配合针刺穴位效果更好。

对症穴道：内关、极泉、膻中、然谷。

腹泻

腹泻是常见病。定义为每日排便超过3次、粪便质地稀薄，含水量＞85%。

腹泻的治疗主要由病因决定。对于急性腹泻，治疗手段是补充液体和电解质防止脱水。

对于由感染引起的腹泻，可能需要使用抗感染药物。

在这个过程中，可以适当配合针灸介入，有时候效果也甚佳。

对症穴道：天枢、腹泻、大横、神阙、建里、阴陵泉。

痛经

痛经为最常见的妇科病。指行经前后或月经期出现下腹部疼痛、坠胀，伴有腰酸或其他不适，症状严重会影响生活质量。

疼痛多自月经来潮后开始，最早出于在经前12小时，以行经第1日疼痛最剧烈，持续2~3日后缓解，疼痛常呈痉挛性。

但妇科检查又无异常发现，穴位疗法对痛经的效果非常好。

对症穴道：中极、关元、气海、子宫、气海俞、命门、三阴交。

胆囊炎

胆囊炎分急性和慢性两种。病因主要是由胆道梗阻、胆汁淤积引起的感染。发病高风险人群主要为中老年人，并与性别、饮食习惯等因素有关。急性胆囊炎的发病率在女性中较高。主要症状包括右上腹部疼痛，同时可能伴有恶心、厌食、便秘等症状。严重的话需要做手术。保守治疗的话，穴位疗法的效果是不错的。

最新研究成果表明：胆囊炎的发生与身体免疫系统和病人饮食习惯、药物摄入等因素有关。

对症穴道：日月、章门、血海、胆俞、阳陵泉、胆囊。

急性胃肠炎

通常由杂食或微生物感染引起，很少由化学物质或药品导致。表现为腹泻、恶心、呕吐及腹痛，一般不会导致严重后果。

但病重、虚弱、年幼或年老患者可能导致威胁生命的脱水和电解质紊乱。

对症穴道：尺泽、委中。

腰椎间盘突出

腰椎病在脑力劳动者身上的发病率远高于体力劳动者。久坐与肾气不足是根本原因。

如经常出现腰背酸痛或连着后面神经疼，那就要重视起来了。

坐骨神经痛多为椎间盘导致。从臀部、大腿之后外侧至膝关节附近疼痛，直立时痛更甚，抬腿时痛亦加重。

对症穴道：夹脊、肾俞、腰眼、委中、昆仑、腰俞、承扶、昆仑、委中。

急性腰痛（包括风寒和外感）

症见腰部疼痛，动转困难，不能弯腰，不能后仰及翻身。包含风寒或外感。

对症穴道：委中、养老。

膝关节炎

一种退行性病理改变，多患于中老年人群。症状表现为膝盖红肿痛、上下楼梯痛，也有部分患者表现为肿胀、弹响和积液。

保守治疗的话，热敷、穴位是比较好的方法。

对症穴道：梁丘、犊鼻、阴陵泉、血海、中渎、内膝眼。

小腿抽筋

小腿抽筋的因素较多，一是过度劳累或高强度的运动锻炼后。这个通过适当休息、局部按摩的方式可以改善。二是寒冷刺激：比如没做好小腿部位的保暖工作，受到冷刺激以后就容易引起抽筋。再有就是感冒邪气在膀胱经，也会引起小腿抽筋。当然还有人说是缺钙导致的。通过热敷和穴位按摩可收到较好效果。

对症穴道：阴陵泉、承筋、承山、阳陵泉。

阳痿

1. 简介：阴茎柔靡不能勃起，或性交顷刻泄精。常伴有腰酸、头晕、耳鸣、健忘、脉细弱。
2. 配穴：双侧环跳、双侧大赫。

脑溢血（属中风闭证者）

中风是一种发病急骤，并很严重的疾患，凡患此病，就有九死一生的危险。其症猝然仆倒，不省人事，痰盛，牙关紧闭，面色潮红、脉弦硬。

对症穴道：四神聪放血、十二井穴放血、脱证灸关元。

牛皮癣

即银屑病，一种慢性炎症性皮肤病，病程较长，易复发，全身均可发病，以头皮、四肢伸侧较为常见，多在冬季加重。

对症穴道：委中放血，坚持治疗有效。

第四章
头面颈部常用穴位

人体是十四正经：手六经，足六经加任督二脉。此十四经脉起于头面或止于头面，由颈部承接。经穴相应，阴阳调和。

中医认为头为诸阳之汇，脑为精明之府。凡五脏六腑之气血皆上注于头。因此，按摩和刺激头面部穴位可畅通五官气血，揉捏颈项可通达头面经脉。

扶突 Fú tū

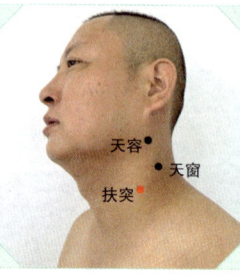

精准定位 在颈部外侧，横平喉结，胸锁乳突肌的前、后缘之间。

准确找穴 头微侧，从廉泉穴向外横四指，手指置于平喉结的胸锁突肌肌腹中点，按压有酸胀感处即是。

按摩方法 食指与中指并拢，以指腹按压穴位，每次1~3分钟。

功　　效 按摩该穴，能润肺，利咽，清热去火。

主　　治 咳嗽，哮喘，咽喉肿痛，多痰，甲状腺肿大。

迎香 Yíng xiāng

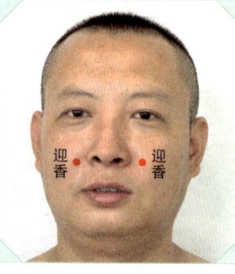

精准定位 在鼻唇沟中，平鼻翼外缘中点处。

准确找穴 双手轻握拳，食指和中指并拢，中指指尖贴鼻翼两侧，食指指尖处即是。

按摩方法 食指指腹垂直按压，力度适中，两穴各按压1~3分钟。

功　　效 按压该穴，可祛风通窍，理气止痛，根治鼻炎。

主　　治 鼻塞，嗅觉减退，感冒，鼻炎，鼻出血，面神经麻痹，黄褐斑，酒糟鼻。

第四章 头面颈部常用穴位

承泣 Chéng qì

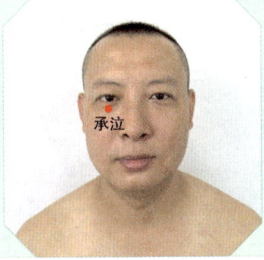

精准定位 在面部，眼球与眼眶下缘之间。

准确找穴 双眼直视前方，瞳孔正下，眼球与眼眶边缘之间。

按摩方法　食指指腹点揉或按揉穴位，左右穴位各3～5分钟。
功　　效　按摩该穴，可散风清热，明目止泪，消除眼袋，缓解疲劳。
主　　治　黑眼圈，眼袋，视力模糊，迎风流泪，目赤肿痛，眼睛干燥，夜盲。

四白 Sì bái

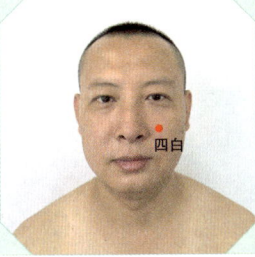

精准定位 双眼平视时，在瞳孔直下，眶下孔凹陷处。

准确找穴 食指和中指伸直并拢，中指指腹贴两侧鼻翼，食指指尖所按凹陷处即是。

按摩方法　双手食指伸直，用指腹按揉左右穴位，有酸痛感为宜，每次1～3分钟。
功　　效　经常按摩，可祛风明目，通经活络。
主　　治　眼睛干涩，眼疲劳，视力下降，面部过敏性皮炎，面神经麻痹等。

地仓 Dì cāng

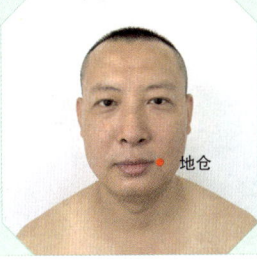

精准定位 口角旁开0.4寸处即是。

准确找穴 正坐平视，瞳孔直下垂线与口角水平线的交点，即口角外侧。

按摩方法　食指弯曲压在中指上，中指指腹按压，以有酸胀感为宜，每次1～3分钟。
功　　效　经常按摩，能祛风清热，开关通络。
主　　治　口角歪斜，颊肿，牙痛，面部皱纹，腮腺炎，扁桃体炎，中风，三叉神经痛。

颊车 Jiá chē

精准定位　下颌角前，上方1寸处。

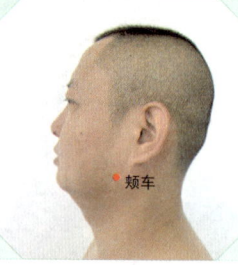

准确找穴　咬紧牙关时，会隆起一咬肌高点，用手按压有凹陷处即是。

按摩方法　中指指腹按压，左右穴各1~3分钟。
功　　效　清热利咽，祛风止痛，消肿降逆。
主　　治　耳鸣，耳聋，喉痹，咽中如梗，发热恶寒，颈项强痛，落枕。

保健按摩专家建议：如何按摩眼部穴位

应用正确的方法按摩眼部穴位，不仅可以辅助治疗眼部疾病，缓解视疲劳。还能去除眼袋、黑眼圈，达到美目效果。

因眼部周围基本上都是环轮匝肌所组成，按摩方法应以点按为主，也可以用画圈方式进行轻柔按摩。

还可以用手心熨眼，两手张开，互搓至掌心发热，随即分别将两掌心对准两眼，轻按不动1分钟后拿开。

完成上述步骤后，睁开眼转动眼球数次。按摩过程中，两眼以闭目养神为好。

大迎 Dà yíng

精准定位　在下颌角前方，咬肌附着部的前缘，面动脉搏动处即是。

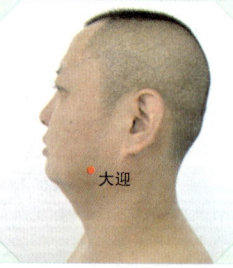

准确找穴　正坐，闭口鼓气，下颌角前下方有一凹陷，下端按之有搏动感处。

按摩方法　食指指腹按揉，每次1~3分钟，边按边做环状运动。
功　　效　经常按摩，能促进面部血液循环，消肿止痛。
主　　治　口角歪斜，牙痛，发热恶寒，面部水肿，颊颌肿，睑闭不合，三叉神经痛。

第四章　头面颈部常用穴位

下关 Xià guān

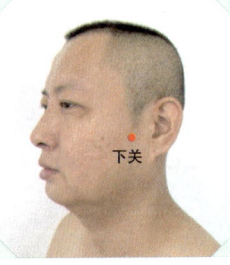

精准定位 位于耳前方，当颧弓与下颌切迹所围成的凹陷处即是。

准确找穴 闭口，食指和中指并拢，食指贴于耳垂旁，中指指腹处即是。

按摩方法　双手食指指腹按压，每次1~3分钟。
功　　效　坚持按摩，可疏风活络，消肿止痛。
主　　治　耳聋，耳鸣，头痛，牙痛，口角歪斜，三叉神经痛，下颌关节炎，类中风等。

头维 Tóu wéi

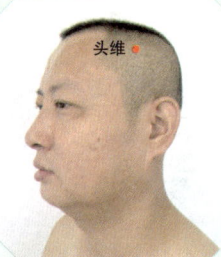

精准定位 额角发际直上0.5寸，头正中线旁开4.5寸处。

准确找穴 端坐，目视前方，食指与中指并拢，中指指腹位于头侧部发迹点处，食指指腹处即是。

按摩方法　用双手大拇指指腹强压，有酸胀感为宜，每秒按1次，重复10~20次。
功　　效　经常按摩，能安神止痛，明目除烦。
主　　治　偏头痛，眩晕，目痛，迎风流泪，高血压，脱发，额角皱纹，慢性肝炎等。

人迎 Rén yíng

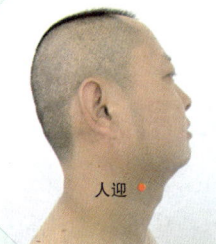

精准定位 位于颈部，喉结旁，当胸锁乳突肌的前缘，颈总动脉搏动处。

准确找穴 正坐，头微侧，从喉结往外侧量约2横指，可感胸锁乳突肌前缘颈部动脉搏动。

按摩方法　常用大拇指指腹轻轻地上下按压，每次1~3分钟。
功　　效　按摩该穴，可利咽散结，理气降逆，促进血液循环，调节血压。
主　　治　咽喉肿痛，慢性咽炎，气喘，吐泻，胸满，喘不得息，高血压，低血压等。

31

巨髎 Jù liáo

精准定位 瞳孔正下方，横平鼻翼下缘，颧弓下缘凹陷处。

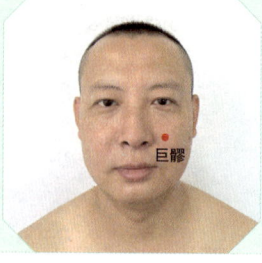

准确找穴 直视前方，沿瞳孔直下，横平鼻翼下缘，颧弓下缘凹陷处即是。

按摩方法 手指指腹按压，向颧骨方向做环状运动。
功　　效 按摩此穴，可祛除面部疾病。
主　　治 青光眼，白内障，目下眶部肿痛，口角歪斜，三叉神经痛，过敏性鼻炎等。

颧髎 Quán liáo

精准定位 在面貌，颧骨下缘，外眼角直下，凹陷中。

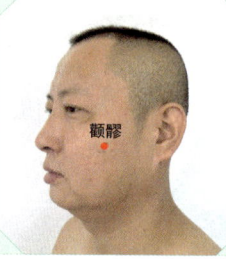

准确找穴 在面部，颧骨最高点下缘凹陷处即是。

按摩方法 大拇指指尖垂直按压，由下向上，力度稍轻。
功　　效 常按可缓解面部疼痛，能够祛风镇痉，清热消肿。
主　　治 口角歪斜，眼睑跳动不止，目下部肿痛，三叉神经痛，牙痛，黄褐斑等。

听宫 Tīng gōng

精准定位 在面部，耳屏正中与下颌骨髁状突之间凹陷处。

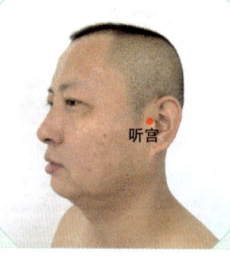

准确找穴 微张口，耳屏前方，下颌关节之间有一凹陷处，即是该穴。

按摩方法 大拇指指尖轻轻揉按，每次两穴各1~3分钟。
功　　效 经常按摩，有助于治疗各种耳部疾病。
主　　治 耳鸣，耳聋，耳出脓汁，耳部疼痛，中耳炎，外耳道炎，眩晕，心腹满痛等。

第四章 头面颈部常用穴位

睛明 Jīng míng

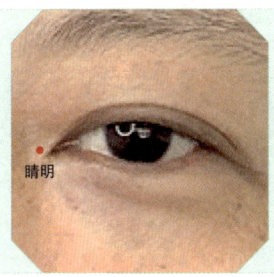

🎯 **精准定位**
在面部，目内眦，角稍上方框内侧壁凹陷处。

📍 **准确找穴**
正坐合眼，手指置于内侧眼角稍上方，按压有一定凹陷处即是。

按摩方法　先用大拇指指尖轻掐穴位，再在骨上轻轻前后刮揉，双侧同时刮揉2分钟。
功　　效　坚持按压，能通络明目，散瘀止痛，还可治疗腰肾、膀胱疾病。
主　　治　迎风流泪，视神经炎，目赤肿痛，视疲劳，近视，青光眼，坐骨神经痛等。

攒竹 Cuán zhú

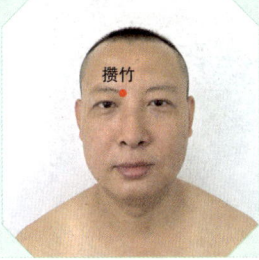

🎯 **精准定位**
在面部，眉头凹陷中，额切迹处。

📍 **准确找穴**
皱起眉头时，在眉毛内侧端有一隆起处即是。

按摩方法　大拇指指腹由上向下按压，每次左右各按压1~3分钟。
功　　效　常按可清热明目，祛风通络，消除黑眼圈、眼袋等眼部问题。
主　　治　近视，眼疲劳，目视不明，目赤肿痛，迎风流泪，黑眼圈，头痛等。

承光 Chéng guāng

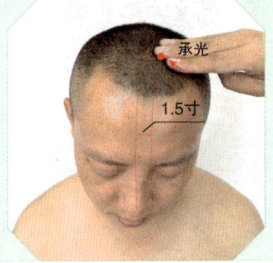

🎯 **精准定位**
在头部，前发际正中直上2.5寸，旁开1.5寸。

📍 **准确找穴**
前发际正中直上3横指，再旁开两横指处即是。

按摩方法　食指指腹按压，力度适中，左右两穴各1~3分钟。
功　　效　按摩该穴，可清热明目，和胃止呕，祛风通窍。
主　　治　头痛，目眩，鼻塞，热病，面部神经麻痹，角膜白斑，鼻息肉，鼻炎等。

通天 Tōng tiān

精准定位 在头部，前发际正中直上4寸，旁开1.5寸。

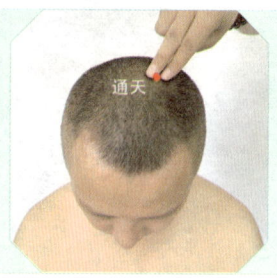

准确找穴 先找到承光穴，其直上两横指处即是。

按摩方法 食指指腹适度按压，左右两穴各1～3分钟。

功　　效 常按可清热除湿，通利鼻腔。

主　　治 颈项强直，头痛，鼻塞，鼻多清涕，口角㖞斜，喘息等。

玉枕 Yù zhěn

精准定位 在头部，后发际正中直上2.5寸，旁开1.3寸。

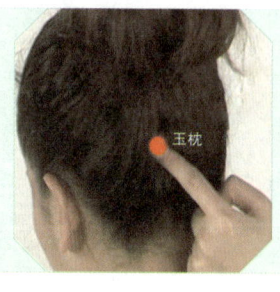

准确找穴 沿后发际正中向上轻推，枕骨旁开2横指，在骨性隆起的外上缘有一凹陷处即是。

按摩方法 食指或中指指腹按压，两穴各压3～5分钟。

功　　效 经常按摩，可清热除湿，降逆止呕，通窍止痛。

主　　治 头痛，眩晕，目痛，耳鸣，不能远视，鼻塞不闻香臭等。

天柱 Tiān zhù

精准定位 位于项后区，斜方肌外缘之后发际凹陷中，横平第2颈椎棘突上际即是。

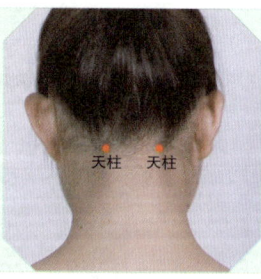

准确找穴 正坐，触摸颈后两条大筋，在其外侧，后发际边缘可触及一凹陷处即是。

按摩方法 大拇指指腹曲上向下轻轻按揉，两穴各按压1～3分钟。

功　　效 按摩该穴，可清头明目，强筋壮骨，通络止痛。

主　　治 头痛，牙痛，颈椎病，颈项僵硬，肩背疼痛，脑出血，鼻塞，眼底出血等。

第四章 头面颈部常用穴位

天牖 Tiān yǒu

精准定位 在肩胛区，横平下颌角，胸锁乳突肌的后缘凹陷中即是。

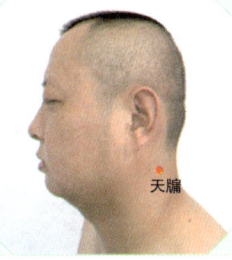
天牖

准确找穴 找到下颌角，胸锁乳突肌的后缘，平下颌角的凹陷处即是。

按摩方法　中指指腹按压，左右穴各3～5分钟。
功　　效　经常按摩，能活血化瘀，通络止痛。
主　　治　颈项僵硬，肩背臂部疼痛，目痛，目昏，耳鸣，视神经衰弱，咽喉肿痛等。

翳风 Yì fēng

精准定位 在颈部，耳垂后方，乳突下端前方凹陷中。

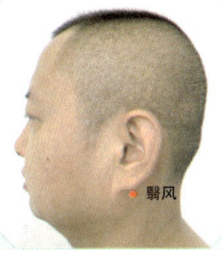
翳风

准确找穴 头偏向一侧，将耳垂下压，所覆盖范围中的凹陷处即是。

按摩方法　食指指腹按压，力度适中，每次3～5分钟。
功　　效　经常按压，可清热泻火，疏肝散结，祛风通络。
主　　治　头痛，牙痛，腮腺炎，耳鸣，中耳炎，三叉神经痛，面神经麻痹，慢性咽炎等。

颅息 Lú xī

精准定位 在头侧部，耳郭后方，角孙穴至翳风穴之间，沿耳郭连线的上1/3与下2/3的交点处。

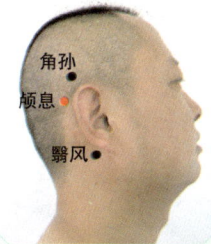
角孙
颅息
翳风

准确找穴 先找到翳风穴和角孙穴，二者之间沿耳郭后缘作弧线连线，上、中1/3交点处。

按摩方法　食指、中指轻轻贴于耳根处，顺时针按摩1～3分钟。
功　　效　经常按摩，可通络止痛，安脑宁神，豁痰开窍。
主　　治　身热，头重，呕吐，泄泻，胁肋痛不得转侧，耳聋，中耳炎，视网膜出血。

角孙 Jiǎo sūn

精准定位
在头侧部，耳尖直上入发际处。

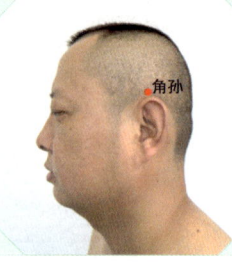

准确找穴
在头部，将耳郭折叠向前，找到耳尖，耳尖直上入发际处即是。

按摩方法　大拇指指腹按揉，每天早晚各1次，每次1～3分钟。
功　　效　坚持按摩该穴，可祛湿降浊，清肝泻火，明目消肿。
主　　治　耳郭红肿，齿龈肿痛，颈项僵直，视神经炎，视网膜出血，急性结膜炎。

耳门 Ěr mén

精准定位
在耳区，耳屏上切迹与下颌髁状突之间的凹陷中。

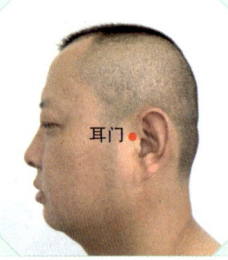

准确找穴
位于头侧面的耳前处，耳屏上切迹前方，张口有凹陷处即是。

按摩方法　大拇指指尖垂直按揉，力度加重，或用中指指腹轻轻按揉，每次3～5分钟。
功　　效　长期按摩，可平肝息风，化痰开窍，清热泻火，治疗耳部疾病。
主　　治　耳流脓汁，重听，耳聋，耳鸣，耳道炎，耳生疮，耳中痛，聋哑等。

耳和髎 Ěr hé liáo

精准定位
位于头侧部，鬓发后缘，耳郭根的前方，颞浅动脉的后缘。

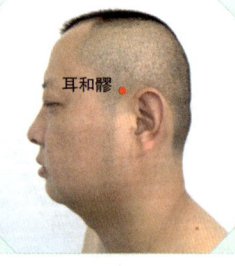

准确找穴
在头侧部，鬓发后缘作垂直线，耳郭根部作水平线，二者交点处即是。

按摩方法　中指指腹按压，力度适中，两穴各1～3分钟。
功　　效　按摩可清热泻火，祛风通络，化痰开窍。
主　　治　头重，头痛，目眩，耳鸣，颌颊肿，口角歪斜，牙关紧闭等。

丝竹空 Sī zhú kōng

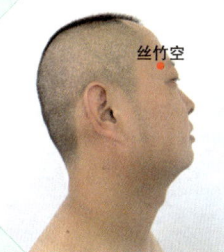

精准定位 在面部，眉梢处的凹陷中。

准确找穴 在面部，眉毛外侧缘眉梢凹陷处。

按摩方法 大拇指指腹向内揉按穴位，每天早晚各1次，每次1～3分钟。
功　　效 经常按摩该穴，可祛除雀斑、黄褐斑。
主　　治 头痛，目眩，鱼尾纹，目赤肿痛，视物疲劳，黄褐斑，面神经麻痹等。

瞳子髎 Tóng zǐ liáo

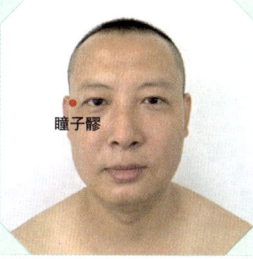

精准定位 在面部，目外眦外侧0.5寸凹陷处即是。

准确找穴 正坐，目外眦旁，眶外侧缘凹陷处。

按摩方法 两手大拇指同时按揉该穴，每天早晚各1次。
功　　效 经常按摩，可清热消肿，散瘀止痛，祛风明目。
主　　治 头痛，眩晕，目痒，远视，三叉神经痛，视神经衰弱，夜盲症，角膜炎等。

听会 Tīng huì

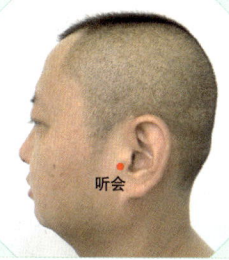

精准定位 位于耳前方，耳屏间切迹的前方与下颌骨髁状突的后缘之间的凹陷中。

准确找穴 正坐，耳屏下缘前方，张口有凹陷处即是。

按摩方法 中指指腹轻轻按压，左右穴各3～5分钟。
功　　效 坚持按摩，可开窍聪耳，涪热止痛，祛风通络。
主　　治 耳鸣，耳聋，牙痛，口角歪斜，下颌关节炎，面痛，腮肿等。

上关 Shàng guān

精准定位 位于耳前,颧弓的上缘中央的凹陷处。

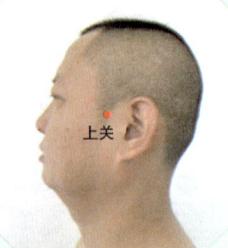
上关

准确找穴 正坐,耳屏往前2横指,耳前颧骨弓上侧凹陷处即是。

按摩方法　中指指腹按压,左右穴各1~3分钟。
功　　效　经常按摩,可开窍聪耳,镇肝息风,清热泻火。
主　　治　头痛,眩晕,口角歪斜,耳聋,耳鸣,风火牙痛,癫痫,青盲等。

率谷 Shuài gǔ

精准定位 位于头部,当耳尖直上入发际1.5寸。

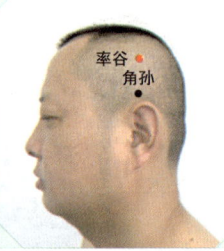
率谷
角孙

准确找穴 先找到角孙穴,直上2横指处。

按摩方法　中指指腹按压,左右穴各1~3分钟。
功　　效　按摩该穴,能镇肝息风,活血通络,化痰开窍。
主　　治　头痛,眩晕,呕吐,消化不良,小儿惊风等。

天冲 Tiān chōng

在头部,耳根后缘直上发际2寸,率谷穴后0.5寸即是。

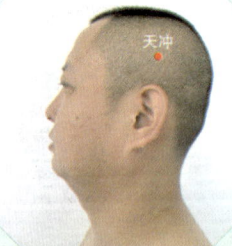
天冲

准确找穴 耳根后缘,直上入发际3横指处,率谷穴后半横指即是。

按摩方法　中间四指并拢轻按于该穴处,左右穴各按揉1~3分钟。
功　　效　按摩该穴,可益气补阳,清热消肿,豁痰开窍。
主　　治　牙龈肿痛,头痛,眩晕,惊恐,耳鸣,癫痫,呕吐等。

浮白 Fú bái

精准定位 在头部，耳后乳突的后上方，天冲穴与完骨穴的弧形连线的上1/3和下2/3的交点处。

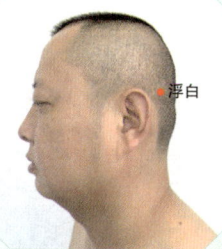

准确找穴 先找到天冲穴和完骨穴，二者弧形连线的上1/3处即是。

按摩方法　中指指腹按压，每天早晚各1次，左右穴各1~3分钟。
功　　效　按摩该穴，可清肝泻火，理气散结，止痛开窍。
主　　治　白发，头痛，颈项强痛，耳鸣，耳聋，牙痛，瘰疬，疝气，臂痛不举等。

完骨 Wán gǔ

精准定位 在头部，耳后乳突的后下方凹陷处即是。

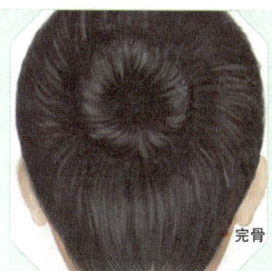

准确找穴 耳后下方，可摸到一明显突起，其后下方凹陷处即是。

按摩方法　两手掌包住头部，五指张开，大拇指指腹按揉此穴，每次1~3分钟。
功　　效　经常按摩，可祛风通络，祛邪宁神，治疗失眠。
主　　治　头痛，耳后痛，耳聋，耳鸣，口角歪斜，失眠，三叉神经痛，偏头痛等。

阳白 Yáng bái

精准定位 在额前部，眼平视，瞳孔直上，眉上1寸处。

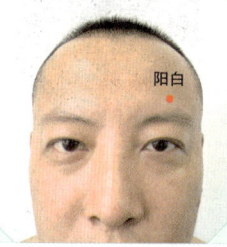

准确找穴 正坐，眼向前平视，自瞳孔直上，眉上1横指处。

按摩方法　大拇指弯曲，用指关节从内往外轻轻刮按此穴处，每次1~3分钟。
功　　效　常按可滋肝补肾，祛风化湿，清头明目。
主　　治　面神经麻痹，目赤肿痛，眼睑跳动不止，头痛，眩晕，近视，三叉神经痛等。

头临泣 Tóu lín qì

精准定位 在头部，瞳孔直上入前发际0.5寸，神庭穴与头维穴连线的中点处即是。

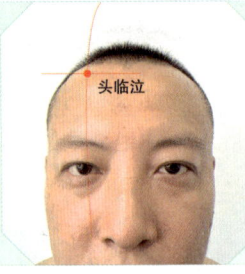

准确找穴 正坐，眼向前平视，自瞳孔直上，入发际半横指处即是。

按摩方法 食指指腹按压，每天早晚各1次，每次左右穴各1~3分钟。
功　　效 常按可祛风散寒，化湿通络，镇肝明目。治各种眼部疾病。
主　　治 目外眦疼痛，目眩，流泪，目赤肿痛，鼻塞，鼻窦炎，小儿惊风，热病等。

承灵 Chéng líng

精准定位 在头部，前发际上4寸处，瞳孔直上。

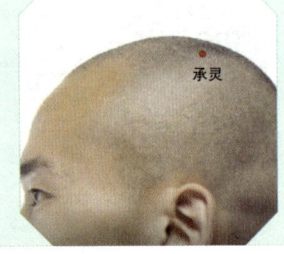

准确找穴 先找到百会穴，向前1横指作一水平线，再与瞳孔作一垂直线，两条线交点处。

按摩方法 中指指腹按压，左右穴各1~3分钟。
功　　效 按摩该穴，能平肝潜阳，凉血止血，通络止痛。
主　　治 脑风头痛，眩晕，目痛，鼻出血，鼻窒，多涕，喘息不利等。

风池 Fēng chí

精准定位 在颈后区，枕骨之下，入发际1寸，胸锁乳突肌上端与斜方肌上端之间的凹陷处即是。

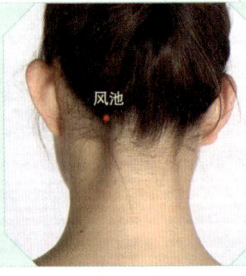

准确找穴 正坐，后头骨下两条大筋外缘陷窝中，与耳垂齐平处即是。

按摩方法 大拇指指腹由下往上揉按，每天2次，每次1~3分钟。
功　　效 经常按摩，可平肝潜阳，宣肺通窍，消肿祛邪。
主　　治 热病汗不出，感冒，头痛，眩晕，牙痛，咽喉肿痛，失眠，颈椎病等。

廉泉 Lián quán

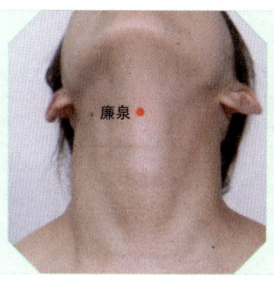

精准定位 在颈前区，前正中线上，喉结上方，舌骨上缘凹陷处。

准确找穴 仰头，从下巴沿颈前正中线向下推，喉结上方可触及舌骨体，上缘中点处即是。

按摩方法　弯曲大拇指，用指尖由上向下推按或点揉该穴1~3分钟。
功　　效　经常按摩，可利喉舒舌，消肿止痛。
主　　治　舌下肿痛，舌根急缩，舌强不语，咳嗽，哮喘，舌干口燥，口舌生疮等。

承浆 Chéng jiāng

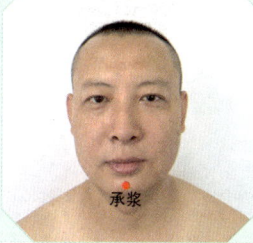

精准定位 在面部，下唇的下方，颏唇沟的正中凹陷处。

准确找穴 正坐，颏唇沟的正中按压有凹陷处即是。

按摩方法　食指指腹按压，左右穴各1~3分钟。
功　　效　按摩可镇痛镇静，通经活络，疏风泻火，清热利咽。
主　　治　牙齿疼痛，突然声音嘶哑，口唇麻木，口臭，流涎，癫痫，牙关紧闭等。

天突 Tiān tū

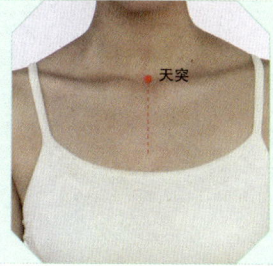

精准定位 位于颈前区，前正中线上，胸骨上窝中央。

准确找穴 仰卧，由喉结直下可摸到一凹窝，中央处即是。

按摩方法　中指指腹慢慢按压，左右穴各1~3分钟。
功　　效　经常按摩，可止咳平喘，清热利咽，降逆下气。
主　　治　哮喘，咳嗽，胸中气逆，咽喉肿痛，呕吐，黄疸，慢性支气管炎等。

后顶 Hòu dǐng

精准定位
在头部，后发际正中直上5.5寸（脑户穴上3寸）处即是。

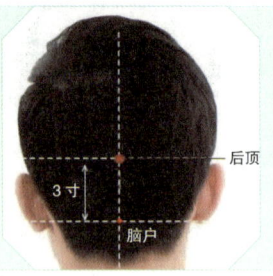

准确找穴
在头部，后发际正中直上5.5寸（脑户穴上3寸）处即是。

按摩方法　中指指腹按压，左右穴各1~3分钟。
功　　效　按摩该穴，可益气补中，柔筋止痛，开窍醒神。
主　　治　头痛，偏头痛，眩晕，头颈强直，脱发，心烦，失眠，癫痫等。

大椎 Dà zhuī

精准定位
在脊椎后正中线上，第7颈椎棘突下凹陷处即是。

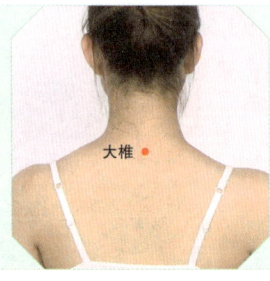

准确找穴
低头，颈背交界椎骨高突处椎体，下缘凹陷处即是。

按摩方法　大拇指指尖向下，用指腹轻按1~3分钟。
功　　效　坚持按摩，可祛风除湿，止咳平喘，增强机体抵御外邪的能力。
主　　治　咳嗽，哮喘，颈椎病，肩背疼痛，头痛，腰脊痛，中暑，慢性支气管炎等。

强间 Qiáng jiān

精准定位
在头部，后发际正中直上4寸（脑户穴上1.5寸）处即是。

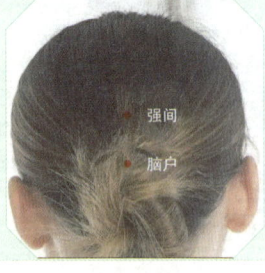

准确找穴
先找到脑户穴，直上2横指处。

按摩方法　中指和食指指腹按揉，每次1~3分钟。
功　　效　按摩该穴，可平肝息风，柔筋止痛，升阳益气。
主　　治　头痛，目眩，颈项强痛，癫痫，心烦，失眠等。

百会 Bǎi huì

精准定位 在头部，前发际正中直上5寸。

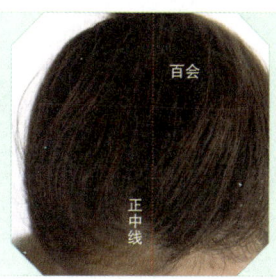

准确找穴 正坐，两耳尖与头正中线相交处，按压有凹陷即是。

按摩方法　两手中指交叠置于该穴，同时用力揉按1~3分钟。
功　　效　经常按摩，可平肝息风，补脑安神，补中益气。预防健忘。
主　　治　高血压，头痛，中风，眩晕，失眠，健忘，更年期综合征，颈椎病等。

囟会 Xìn huì

精准定位 位于前正中线上，前发际正中直上2寸。

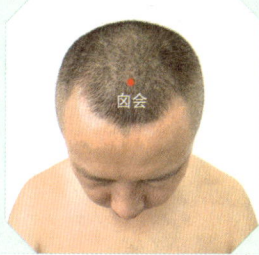

准确找穴 正坐，从前发际正中直上3横指处即是。

按摩方法　两手中指交叠置于该穴，同时用力揉按1~3分钟。
功　　效　按摩该穴，可平肝息风，开窍醒脑，清热通络。
主　　治　眩晕，惊悸，头痛，面赤暴肿，鼻塞，鼻出血，嗜睡，小儿惊风等。

上星 Shàng xīng

精准定位 在头部，前发际正中直上1寸处即是。

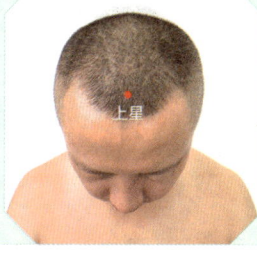

准确找穴 正坐，从前发际正中直上1横指处即是。

按摩方法　两手中指指尖揉按3~5分钟。
功　　效　经常按摩，可清热，潜阳，开窍醒脑。
主　　治　发热，头痛，眩晕，目赤肿痛，酒糟鼻，鼻出血，鼻炎，脱发，额部皱纹等。

神庭 Shén tíng

精准定位
在头前部,当前发际正中直上0.5寸。

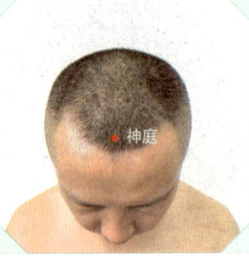

准确找穴
前正中线,直上半指即是。

按摩方法　两手中指指尖揉按3～5分钟。
功　　效　长期坚持按摩,可开窍醒脑,安神醒脑。
主　　治　失眠,头痛,目赤肿痛,流泪,癫痫,躁狂,烦躁易怒等。

素髎 Sù liáo

精准定位
在面部,鼻尖正中央。

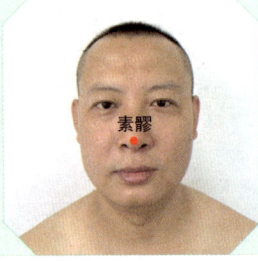

准确找穴
正坐或仰卧,面部鼻尖正中央。

按摩方法　食指或中指指腹按压,左右穴各1～3分钟。
功　　效　按摩该穴,能宣通鼻窍,镇静安神,除湿降浊。
主　　治　鼻炎,鼻息肉,酒糟鼻,鼻窍不通,鼻出血,低血压,惊厥,昏迷,小儿惊风等。

水沟 Shuǐ gōu

精准定位
在面部,人中沟的上1/3与中2/3交点处。

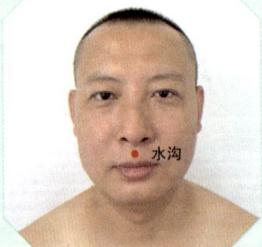

准确找穴
仰卧,面部人中沟上1/3处即是。也叫人中穴。

按摩方法　食指指腹揉按,每次1～3分钟。
功　　效　按摩该穴,能镇惊安神,强腰止痛,清热醒脑。
主　　治　昏迷,晕厥,中暑,牙痛,面肿,鼻塞,腰脊强痛,腰痛等。

哑门 Yǎ mén

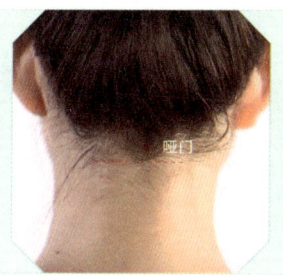

精准定位 位于颈后区，后正中线上，第2颈椎棘突上际凹陷中。

准确找穴 沿脊柱向上，入后发际上半横指处即是。

按摩方法 拇指指腹点按，左右穴各1～3分钟。

功　　效 经常按摩，可通经络、开神窍，治疗聋哑症。

主　　治 声音嘶哑，舌缓不语，聋哑，精神分裂，咽喉肿痛，呕吐，急性肠胃炎等。

风府 Fēng fǔ

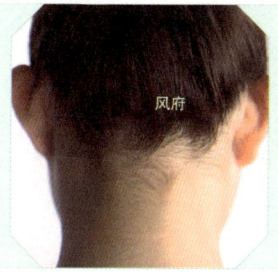

精准定位 在颈后区，后发际正中直上1寸，枕外隆凸直下，两侧斜方肌之间凹陷处。

准确找穴 沿脊柱向上、入后发际上一横指处即是。

按摩方法 两大拇指指尖相互叠加向下，用指腹按揉1～3分钟。

功　　效 经常按摩，可平肝息风，清热消肿，清音利嗓。

主　　治 头痛，眩晕，鼻塞，咽喉肿痛，中风不语，半身不遂，颈项强痛等。

四神聪 Sì shén cōng

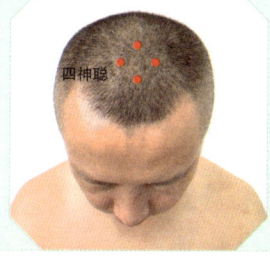

精准定位 在头顶部，当百会穴前后左右各1寸处，共4个穴位。

准确找穴 先找百会穴，其前后左右各1横指处即是，一共4穴。

按摩方法 两手食指或中指指重叠按压，每穴1～2分钟。

功　　效 坚持按摩，能够镇静安神，清头明目，醒脑开窍。

主　　治 头痛，眩晕，失眠，健忘，癫痫，精神病，脑血管病后遗症等。

当阳 Dāng yáng

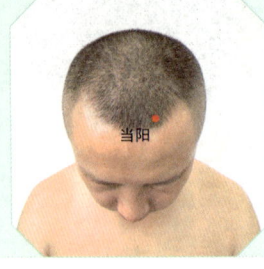

精准定位 在头部，瞳孔直上，前发际上1寸处即是。

准确找穴 直视前方，沿瞳孔垂直向上，自发际直上1横指处即是。

按摩方法　拇指指腹按压，每次左右各1～3分钟。
功　　效　经常按摩，能够疏风止痛，清头明目，安神补脑。
主　　治　失眠，健忘，癫痫，头痛，眩晕等。

印堂 Yìn táng

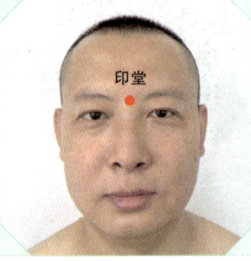

精准定位 两眉毛内侧端的连线中点处。

准确找穴 在头部，两眉毛内侧端的中间的凹陷中。

按摩方法　食指或中指指腹点按，每次100下。
功　　效　经常按压，可息风止痛，调和气血，升清降浊。
主　　治　失眠，健忘，癫痫，头痛，眩晕，鼻出血，鼻炎，三叉神经痛，酒糟鼻等。

鱼腰 Yú yāo

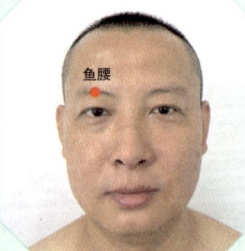

精准定位 在额部，瞳孔直上，眉毛中。

准确找穴 直视前方，从瞳孔直上眉毛中。

按摩方法　中指指腹揉按，每次1～3分钟。
功　　效　经常按压，可清热消肿，散瘀止痛。
主　　治　眼睑瞤动，口眼歪斜，鼻出血，目赤肿痛，视力模糊，三叉神经痛等。

第四章 头面颈部常用穴位

太阳 Tài yáng

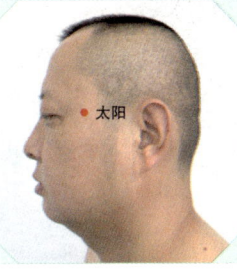

精准定位 在头部，眉梢与目外眦之间，向后1寸的凹陷处即是。

准确找穴 眉梢与目外眦连线中点向后1横指，触及一凹陷处即是。

按摩方法　每天临睡前及早晨醒时，可用双手中指指腹揉按，每次左右穴各1～3分钟。
功　　效　经常按摩，能解除疲劳，振奋精神，提神醒脑。
主　　治　头痛，偏头痛，头晕，高血压，眼睛红肿疼痛，眼角鱼尾纹，黄褐斑，慢性肝炎等。

耳尖 Ěr jiān

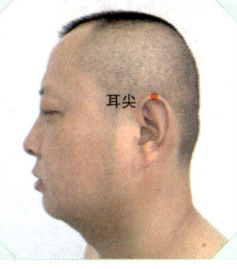

精准定位 在耳区，外耳轮的最高点。

准确找穴 将耳郭折向前方，耳郭上方尖端处即是。

按摩方法　中指指腹轻轻按摩耳尖，每次3～5分钟。
功　　效　经常按摩，可清热祛风，解痉止痛，通经活络。
主　　治　急性结膜炎，睑腺炎，沙眼，头痛，咽喉炎，高热等。

保健按摩专家建议：如何按摩脸部穴位

脸部按摩要求手法稳定，有节奏感，动作灵活、轻盈、刚劲、柔和，力度适中，快而有序。

脸面部皮肤特别薄，用力过度可能引起局部松弛与皱纹，损害容貌。

尤其是眼部周围穴位按摩适宜使用力量相对柔弱的中指、无名指的指腹。

头部下面多为坚硬的颅骨，可使用力量稍大一些的拇指、食指的指腹，动作应舒缓有力，力度要稳定，不要时轻时重。

一般脸部的按摩方向与面部皱纹成直角，但眼角、嘴角周围的皱纹需做环形按摩。

金津 Jīn jīn

精准定位 在口腔内，舌下系带左侧的静脉上即是。

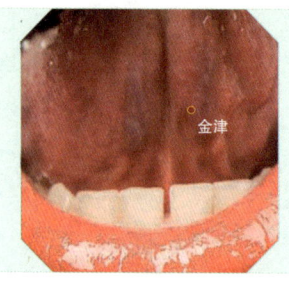

准确找穴 伸出舌头，舌底面，系带左侧的静脉上即是。

按摩方法　金津在口中，不便按摩，可用三棱针点刺出血。
功　　效　能够软舌消肿，清散风热，祛邪开窍，生津止渴。
主　　治　口腔炎，咽喉炎，扁桃体炎，中风失语，呕吐，腹泻等。

玉液 Yù yè

精准定位 在口腔内，舌下系带右侧的静脉上即是。

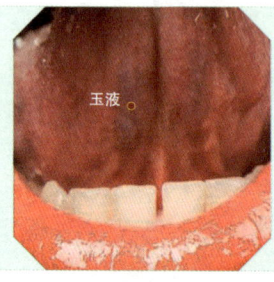

准确找穴 伸出舌头，舌底面，系带右侧的静脉上即是。

按摩方法　玉液在口中，不便按摩，可用三棱针点刺出血。
功　　效　可软舌消肿，清散风热，祛邪开窍，生津止渴。
主　　治　口腔炎，咽喉炎，扁桃体炎，中风失语，呕吐，腹泻等。

翳明 Yì míng

精准定位 在项部，翳风穴后1寸。

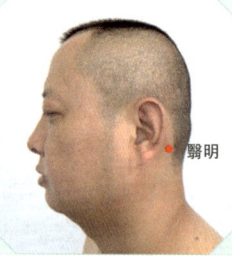

准确找穴 将耳垂向后按，正对耳垂边缘凹陷处，向后1横指处即是。

按摩方法　双手拇指按摩，每天早晚各1次，每次1~3分钟。
功　　效　坚持按摩，可息风止痛，祛邪开窍，安神明目。
主　　治　远视，近视，白内障，青光眼，耳鸣，头痛，眩晕，失眠，精神病等。

颈百劳 Jǐng bǎi láo

精准定位 在颈部，第7颈椎棘突直上2寸，后正中线旁开1寸。

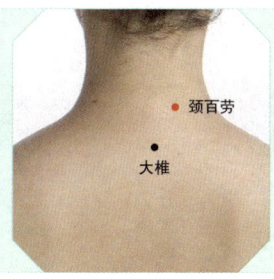

准确找穴 低头，颈背交界椎骨高突处椎体，直上3横指，再旁开1横指处。

按摩方法　中指指腹揉按，每次1～3分钟。
功　　效　经常按摩，可滋补肺阴，息风止痛，舒筋活络。
主　　治　支气管炎，支气管哮喘，肺结核，颈椎病，盗汗等。

定喘 Dìng chuǎn

精准定位 在脊柱区，横平第7颈椎棘突下，后正中线旁开0.5寸。

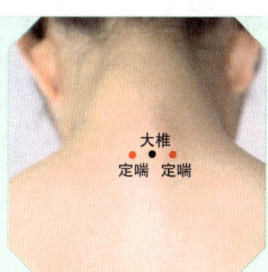

准确找穴 低头，颈背交界椎骨高突处椎体下缘，旁开半横指处即是。

按摩方法　食指或中指指腹按压，每次2～3分钟。
功　　效　经常按摩，可消喘止咳，息风止痛，舒筋活络。
主　　治　支气管炎，支气管哮喘，百日咳，荨麻疹，肩背软组织疾患，落枕等。

第五章
胸腹部常用穴位

中府 Zhōng fǔ

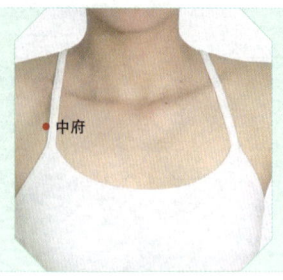

精准定位 胸部，锁骨下窝外侧，横平第1肋骨间隙处，前正中线旁开6寸处即是。

准确找穴 正立，双手叉腰，锁骨外侧端下方的三角形凹陷处即为云门穴，云门穴下一指即是该穴。

按摩方法　右手示指、中指和无名指三指并拢，顺时针方向按揉左侧穴位，再换右侧。
功　　效　按摩该穴，可清泻肺热、止咳平喘、通经活络。
主　　治　咳嗽，气喘，胸痛，胸中烦满，肩背痛，支气管炎，肺炎，肺结核。

云门 Yún mén

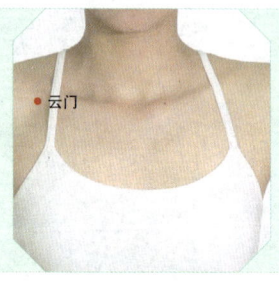

精准定位 胸部，锁骨下窝凹陷处，肩胛骨喙突内缘，距离前正中线6寸。

准确找穴 正立，双手叉腰，锁骨外侧端下方的三角形凹陷的中点处即是该穴。

按摩方法　用中指指腹按压对侧穴位，顺时针和逆时针交替按揉，每次按揉1~2分钟。
功　　效　可止咳平喘、清肺理气、泻四肢热。
主　　治　咳嗽，气喘，胸痛，肩痛，肩关节内侧痛，胸中烦痛，肺炎，肺结核等。

肩髃 Jiān yú

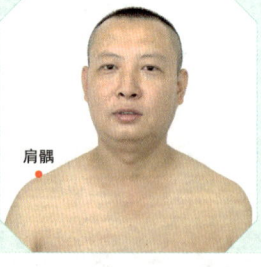

精准定位 在肩峰前下缘，肩峰与肱骨大结节之间凹陷处。

准确找穴 正坐，上臂平举与肩同高，另一手中指按压肩尖下，肩前呈现凹陷处即是。

按摩方法　中指指腹点揉或按压，以产生酸麻胀的感觉为度。
功　　效　坚持按压，可疏风活络，调和气血，消肿散结。
主　　治　上肢不遂，肩周炎，手臂挛急，颈淋巴结炎，皮肤瘙痒等。

缺盆 Quē pén

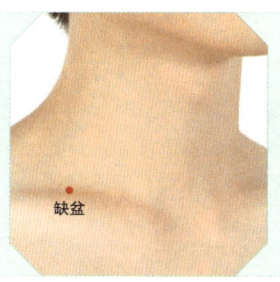

精准定位 在颈外侧区，锁骨上大窝，锁骨上缘凹陷中，前正中线旁开4寸处即是。

准确找穴 正坐，乳中线直上锁骨上方有一凹陷，凹陷中点按压有酸胀感处即是。

按摩方法　大拇指沿缺盆、气户、库房、屋翳、膺窗从上往下推，每次1～3分钟。
功　　效　经常按摩，能宽胸利膈，止咳平喘，消肿止痛。
主　　治　咳嗽，气管炎，胸胁痛，咽喉肿痛，慢性咽炎等。

气户 Qì hù

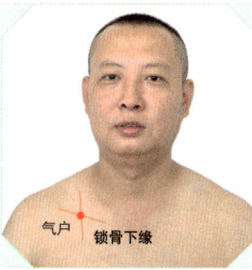

精准定位 在胸部，当锁骨中点下缘，前正中线旁开4寸。

准确找穴 正坐仰靠，乳中线与锁骨下缘相交的凹陷中，按压有酸胀感处。

按摩方法　拇指指腹按压，左右穴各1～3分钟。
功　　效　经常按摩，可清热宽胸，止咳平喘。
主　　治　咳逆上气，喘息，胸背部或胸胁支满，呃逆等。

乳中 Rǔ zhōng

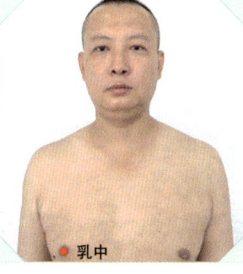

精准定位 在胸部，第4肋间隙，乳头中央，前正中线旁开4寸处即是。

准确找穴 在胸部，乳头中央处即是。

按摩方法　中指或示指指腹按压，力度稍轻，左右穴各1～3分钟。
功　　效　按摩该穴，能理气醒神，产妇进行按摩能增多乳汁。
主　　治　瘁癫疾，小儿暴痫，中暑，热渴，胞衣不下。

乳根 Rǔ gēn

精准定位 在胸部,乳头直下,当第5肋间隙,前正中线旁开4寸。

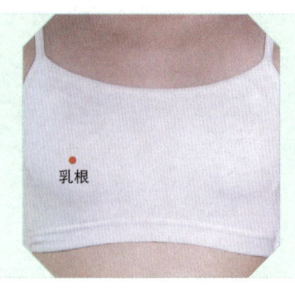

准确找穴 正坐或仰卧,从乳头直向下推1个肋间隙,按压有酸胀感处。

按摩方法　双手手指指腹按压,力度要轻,每日早晚按摩。
功　　效　坚持按摩,能燥化脾湿,止咳平喘,紧实胸部,通乳化瘀。
主　　治　胸闷,胸痛,臂肿痛,咳嗽,呃逆,噎膈,乳汁分泌不足,乳房肿痛等。

承满 Chéng mǎn

精准定位 在上腹部,当脐中上5寸,前正中线旁开2寸。

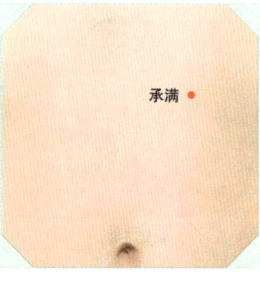

准确找穴 仰卧,先找到不容穴,垂直向下量1横指,按压有酸胀感处即是。

按摩方法　手指指腹按压,力度较轻,左右穴各1~3分钟。
功　　效　经常按摩,可和胃理气,降逆止呕。
主　　治　腹胀肠鸣,食欲不振,气逆上喘,呕吐,十二指肠溃疡,胃神经痛等。

梁门 Liáng mén

精准定位 在上腹部,当脐中上4寸,前正中线旁开2寸。

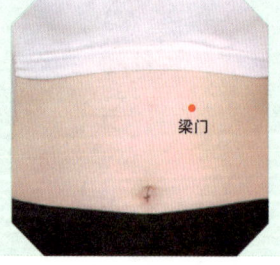

准确找穴 仰卧,取肚脐与剑胸联合(胸部和腹部交界处)连线的中点,再水平旁开3横指处即是。

按摩方法　中指指腹按压,左右穴各1~3分钟。
功　　效　经常按摩,能改善消化吸收功能。
主　　治　呕吐,急慢性胃炎,腹胀,食欲不振,便溏,消化不良,十二指肠溃疡等。

第五章 胸腹部常用穴位

关门 Guān mén

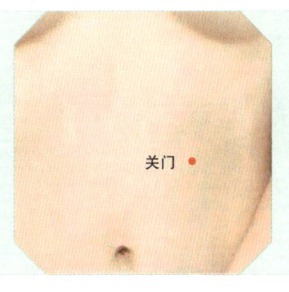

精准定位 在上腹部,当脐中上3寸,前正中线旁开2寸。

准确找穴 仰卧,从肚脐沿前正中线向上量4横指,再水平旁开3横指处即是。

按摩方法　中指指腹按压,左右穴各1~3分钟。
功　　效　经常按摩,可调理肠胃,利水消肿。
主　　治　吐,腹部闷满,食欲不振,肠鸣,积气,腹水,身肿,便秘,遗尿等。

太乙 Tài yǐ

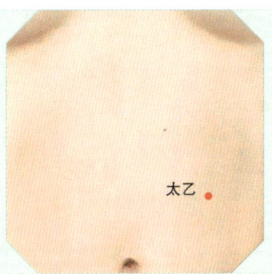

精准定位 在上腹部,当脐中上2寸,前正中线旁开2寸。

准确找穴 仰卧,从肚脐沿前正中线向上量3横指,再水平旁开3横指处。

按摩方法　中指指腹按压,每次1~3分钟。
功　　效　经常按摩,能除湿散热,清痰开窍,镇静安神。
主　　治　心烦,食欲不振,呕吐,腹胀,胃痛,急性肠胃炎,肠鸣,食欲不振等。

天枢 Tiān shū

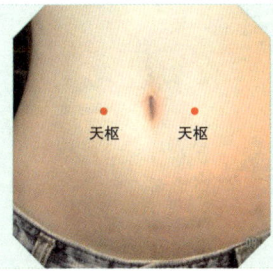

精准定位 在腹部,横平肚脐中央,前正中线旁开2寸处。

准确找穴 仰卧,肚脐旁开3横指,按压有酸胀感处即是。

按摩方法　中间三指指腹按压,左右穴各1~3分钟。
功　　效　可调中和胃,理气健脾。
主　　治　腹痛,肠鸣,便秘,腹泻,月经不调,黄疸,阑尾炎,慢性肠炎等。

外陵 Wài líng

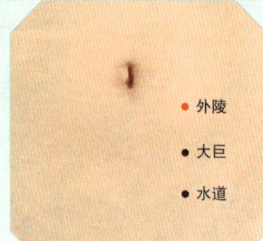

精准定位 在下腹部,脐中下1寸。前正中线旁开2寸。

准确找穴 仰卧,从肚脐沿前正中线向下量1横指,再水平旁开3横指处即是。

按摩方法　手指指腹按揉,每次1~3分钟。
功　　效　经常按摩,可和胃化湿,理气止痛,治疗腹胀腹痛。
主　　治　胃脘痛,腹痛,腹胀,疝气,痛经等。

大巨 Dà jù

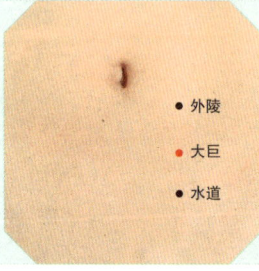

精准定位 在下腹部,脐中下2寸,前正中线旁开2寸。

准确找穴 仰卧,从肚脐沿前正中线向下量3横指,再水平旁开3横指处。

按摩方法　每次1~3分钟。
功　　效　经常按摩,可调肠胃,固肾气,宁心安神。
主　　治　小腹胀满,小便不利,便秘,疝气,遗精早泄,阳痿等。

水道 Shuǐ dào

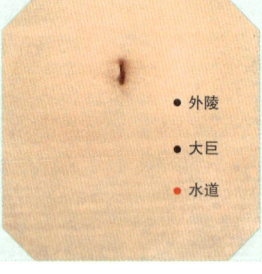

精准定位 在下腹部,脐中下3寸,前正中线旁开2寸处。

准确找穴 仰卧,从肚脐沿前正中线向下量4横指,再水平旁开3横指处。

按摩方法　手指指腹按揉,每次1~3分钟。
功　　效　按摩该穴,能调经止痛,利尿,治各种水肿病。
主　　治　腰背强直,小腹胀满,痛经,小便不利,慢性盆腔炎,肾炎,膀胱炎,腹水等。

归来 Guī lái

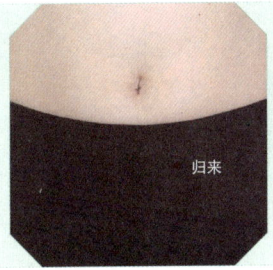

精准定位 在下腹部,脐中下4寸,前正中线旁开2寸。

准确找穴 耻骨联合上缘沿前正中线向上量1横指,再水平旁开3横指处即是。

按摩方法 坚持长期用中间三指指腹按压,左右穴各1~3分钟。
功　　效 按摩该穴,可活血化瘀,调经止痛。
主　　治 腹痛,疝气,更年期综合征,月经不调,痛经,白带过多,附件炎等。

气冲 Qì chōng

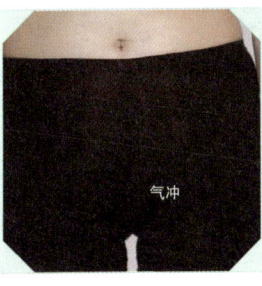

精准定位 在腹股沟区,耻骨联合(左右两块耻骨在骨盆前正中连接处)上缘,前正中线旁开2寸,动脉搏动处。

准确找穴 仰卧,从耻骨联合上缘中点水平旁开3横指处。

按摩方法 双手示指指腹由内向外按压,每次1~3分钟,每日2次。
功　　效 经常按摩,可行气止痛,舒筋,通经活络。
主　　治 腹胀满,腹痛,腹水,阳痿,疝气,阴茎痛,月经不调,腰痛等。

府舍 Fǔ shè

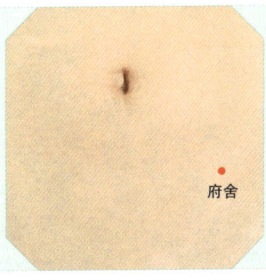

精准定位 在下腹部,脐中下4寸,冲门穴上方0.7寸,前正中线旁开4寸处即是。

准确找穴 肚脐沿前正中线向下量5横指,再水平旁开5横指处即是。

按摩方法 示指和中指并拢,以指腹按揉穴位,每天早晚各1次。
功　　效 经常按摩,可行气止痛,消肿散结。
主　　治 腹满积聚,腹中肿块,疝气,心腹烦满,吐泻等。

大横 Dà héng

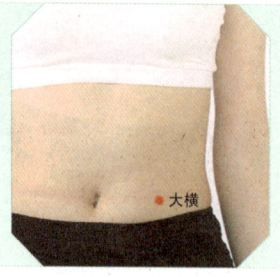

精准定位 在腹中部,脐中旁开4寸。

准确找穴 正立或仰卧,由乳头向下作与前正中线的平行线,再由脐中央作一水平线,交点处即是。

按摩方法 两手中指指端垂直下压、揉按,每天早晚各1次。
功　　效 常按可治腹泻、便秘,还能缓解食欲不振、肥胖等症。
主　　治 腹泻,便秘,腹痛,腹部肥胖等。

天溪 Tiān xī

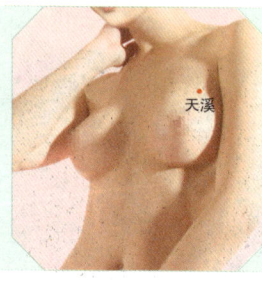

精准定位 在胸部,当第4肋间隙,前正中线旁开6寸。

准确找穴 仰卧,乳头旁开3横指,乳头所在肋间隙即是。

按摩方法 大拇指指腹按压,左右穴各1~3分钟。
功　　效 经常按摩,可降逆和胃,宽胸理气,止咳通乳。
主　　治 胸胁疼痛,呃逆,咳嗽,乳房肿痛,乳汁不足等。

大包 Dà bāo

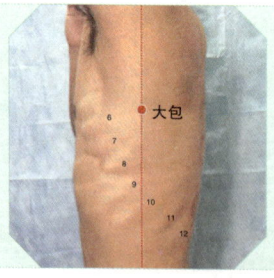

精准定位 在胸外侧,腋中线上,当第6肋间隙处。

准确找穴 正坐侧身或仰卧,沿腋中线自上而下摸到第6肋间隙处即是。

按摩方法 双手互抱胸前,用中指指尖揉按,每天早晚各1次。
功　　效 按摩该穴,可调血养经,宣肺理气,宽胸益脾。
主　　治 气喘,咳嗽,胸闷,心内膜炎,胸膜炎,肋间神经痛,四肢无力等。

横骨 Héng gǔ

精准定位 在下腹部，脐中下5寸，前正中线旁开0.5寸。

准确找穴 仰卧，摸到耻骨联合的上缘，再旁开半横指处。

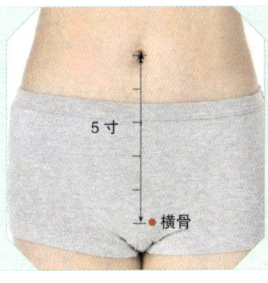

按摩方法　双手四指轻压、揉摸，每次1~3分钟。
功　　效　经常按摩，可温经散寒，补益心肾。治疗泌尿生殖系统疾病。
主　　治　腹胀，小腹疼痛，小便不通，便秘，泄泻，外生殖器肿痛，盆腔炎，附件炎等。

四满 Sì mǎn

精准定位 在下腹部，脐中下2寸，前正中线旁0.5寸。

准确找穴 仰卧，肚脐下3横指处，再旁开半横指处即是。

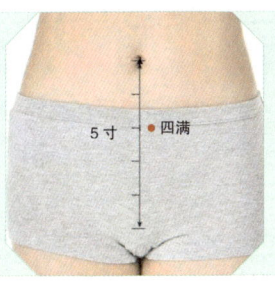

按摩方法　中指指腹揉按，每次1~3分钟。
功　　效　经常按摩，可健脾利湿，温经散寒，缓急止痛，治各种妇科病。
主　　治　月经不调，崩漏，带下，不孕，产后恶露不净，便秘，水肿，肠炎等。

中注 Zhōng zhù

精准定位 在下腹部，脐中下1寸，前正中线旁开0.5寸。

准确找穴 仰卧，肚脐下1横指处，再旁开半横指处即是。

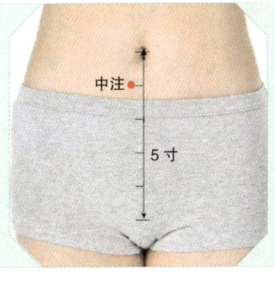

按摩方法　指腹按压，左右穴各1~3分钟。
功　　效　按摩该穴，可补脾益肾，温经散寒，缓急止痛。
主　　治　咳嗽，哮喘，咽喉肿痛，多痰，甲状腺肿大，腹胀，便秘，腰腹疼痛等。

肓俞 Huāng shū

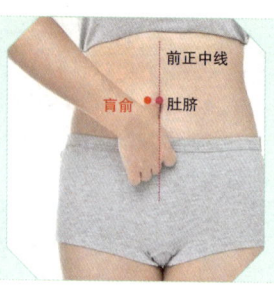

精准定位 在腹中部，当脐中旁开0.5寸。

准确找穴 仰卧，肚脐旁开半横指处即是。

按摩方法 中指指尖稍用力揉按或用指腹从上向下推按，每天2次，每次3~5分钟。
功　　效 经常按摩，可除脂散热，理气止痛，和胃止呕。
主　　治 腹痛绕脐，呕吐，腹胀，痢疾，泄泻，便秘，疝气，月经不调，腰脊痛等。

商曲 Shāng qū

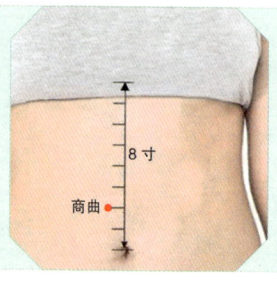

精准定位 在上腹部，脐中上2寸，前正中线旁开0.5寸。

准确找穴 脐上3横指处，再旁开半横指处即是。

按摩方法 双手示指分别扣压在各自中指上，顺时针轻轻按揉该穴，每次1~3分钟。
功　　效 长期坚持按摩，可理气止痛，健脾益气。
主　　治 腹痛绕脐，腹胀，呕吐，泄泻，便秘，痢疾，肠炎等。

石关 Shí guān

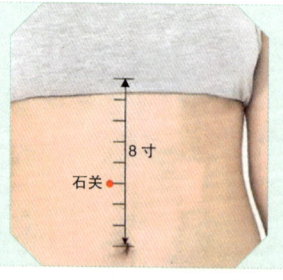

精准定位 在上腹部，脐中上3寸，前正中线旁开0.5寸。

准确找穴 在上腹部，脐中上3寸，前正中线旁开0.5寸。

按摩方法 手指指腹按压，左右穴各1~3分钟。
功　　效 经常按摩，能降逆止呕，温肾助阳，治疗各种腹部疾病。
主　　治 脾胃虚寒，胃痉挛，消化不良，口吐清涎，呕吐，腹痛，便秘，肠炎等。

腹通谷 Fù tōng gǔ

精准定位 在上腹部，脐中上5寸，前正中线旁开0.5寸。

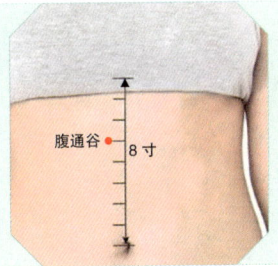

准确找穴 仰卧，剑胸联合（胸部和腹部交界处）与肚脐连线中点，直上1横指，再旁开半横指处即是。

按摩方法　双手手掌摩，每次3～5分钟。
功　　效　按摩该穴，可清降浊气，健脾除湿。
主　　治　腹痛，腹胀，呕吐，口角歪斜，口吐清涎，心痛，胸痛，急、慢性胃炎等。

幽门 Yōu mén

精准定位 在上腹部，脐中上6寸，前正中线旁开0.5寸。

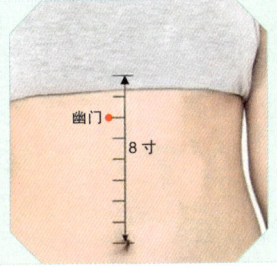

准确找穴 仰卧，肚脐上8横指，再旁开半横指处即是。

按摩方法　示指、中指指腹推按，左右穴各1～3分钟。
功　　效　常按可温经散寒，理气止痛，温阳固涩。
主　　治　腹痛，妊娠呕吐，消化不良，泄泻，腹胀满，泻痢脓血，胃痛，胃溃疡。

灵墟 Líng xū

精准定位 在胸部，第3肋间隙，前正中线旁开2寸。

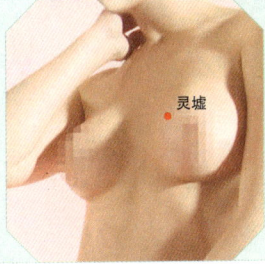

准确找穴 自乳头垂直向上推1个肋间隙。该肋间隙中，由前正中线旁开3横指处即是。

按摩方法　中指指腹揉按，每次3～5分钟。
功　　效　经常按摩，可疏风止咳，祛痰平喘，消肿散结，治疗胸胁胀痛。
主　　治　咳嗽，气喘，痰多，胸胁胀痛，呕吐，乳痈，肋间神经痛，胸膜炎等。

俞府 Shū fǔ

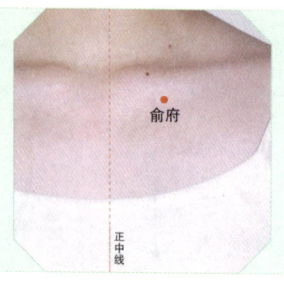

精准定位 在胸部，锁骨下方，当锁骨与第1肋之间的凹陷处，前正中线旁开2寸。

准确找穴 锁骨下可触及一凹陷，在此凹陷中，前正中线旁开3横指处即是。

按摩方法 大拇指指尖垂直按揉，每天早晚各按1次，每次3~5分钟。

功　　效 经常按摩，可止咳平喘，理气止痛，健脾和胃。

主　　治 咳逆上气，呕吐，胸满，胸中痛，胸膜炎，肋间神经痛，支气管炎等。

天池 Tiān chí

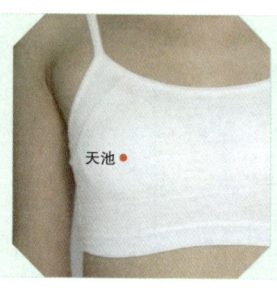

精准定位 在胸部，当第4肋间隙，乳头外1寸，前正中线旁开5寸。

准确找穴 仰卧，自乳头沿水平线向外侧旁开1横指，按压有酸胀感处。

按摩方法 大拇指指尖垂直按揉，每天早晚各1次，每次1~3分钟。

功　　效 常按可疏肝理气，止咳平喘，养心安神。

主　　治 胸闷，心烦，咳嗽，痰多，气喘，胸痛，腋下肿痛，乳汁分泌不足，乳腺炎等。

日月 Rì yuè

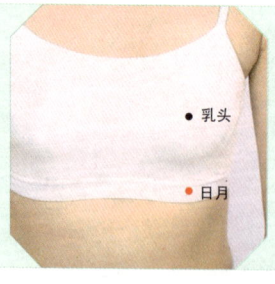

精准定位 在胸部，当乳头直下，第7肋间隙，前正中线旁开4寸。

准确找穴 正坐或仰卧，自乳头垂直向下推3个肋间隙，按压有酸胀处。

按摩方法 正坐或仰卧，自乳头垂直向下推3个肋间隙，按压有酸胀处即是。

功　　效 经常按摩，可降逆止呕，疏肝理气，利胆退黄。

主　　治 胁肋疼痛，胀满，呕吐，反复吞酸，胆囊炎，呃逆，黄疸，情志抑郁等。

带脉 Dài mài

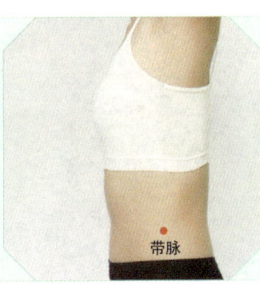

精准定位 在侧腹部,当第11肋骨游离端下方垂,与脐水平线的交点上。

准确找穴 腋中线与肚脐水平线相交处即是。

按摩方法　中指指腹按压,每次1~3分钟。
功　　效　经常按摩,可调经止带,缓急止痛,益肾强腰。
主　　治　月经不调,子宫脱垂,赤白带下,闭经,腹痛,腰胁痛,腹胀,下肢无力等。

五枢 Wǔ shū

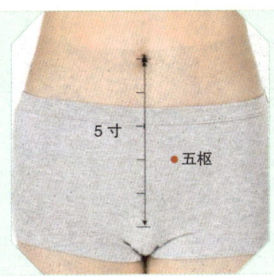

精准定位 位于下腹部,横平脐下3寸,髂前上棘内侧。

准确找穴 从肚脐向下4横指处作水平线与髂前上棘相交内侧处即是。

按摩方法　用双手大鱼际处揉按,左右各3~5分钟。
功　　效　经常按摩,可疏肝理气,补脾益肾,调经止带。
主　　治　肝炎,胸胁胀满疼痛,腹胀,月经不调,子宫内膜炎,阴道炎,睾丸炎等。

章门 Zhāng mén

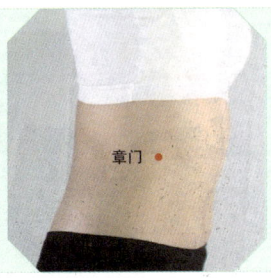

精准定位 在侧腹部,第11肋骨游离端下缘处。

准确找穴 正坐,屈肘合腋,肘尖所指处,按压有酸胀感处。

按摩方法　用双手的大鱼际揉按该穴位,左右穴各1~3分钟。
功　　效　常按可疏肝理气,活血化瘀。
主　　治　两胁疼痛,水肿,消化不良,腹胀,糖尿病,高血压,胆囊炎,胆结石。

期门 Qī mén

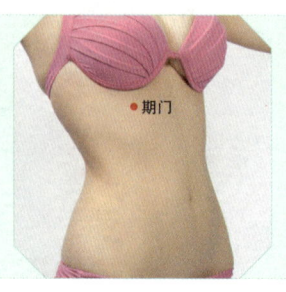

精准定位 在胸部,第6肋间隙,前正中线旁开4寸。

准确找穴 正坐或仰卧,自乳头垂直向下推2个肋间隙,按压有酸胀感处。

按摩方法　手指指面或指节向下按压,并做圈状按摩,左右穴各3~5分钟。
功　　效　经常按摩,可以宽胸理气,缓急止痛,降逆止呕。
主　　治　呃逆,呕吐,肋间神经痛,肝炎,胃炎,胆囊炎,晕车等。

曲骨 Qū gǔ

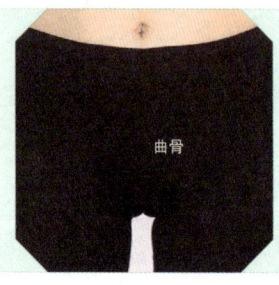

精准定位 在腹部,前正中线上,耻骨联合上缘。

准确找穴 在下腹部,正中线上,从下腹部向下摸到一横向骨上缘即是。

按摩方法　中指指腹揉按,左右穴各1~3分钟。
功　　效　长期按摩,可调经止带,温肾壮阳,通利小便,还能治前列腺疾病。
主　　治　遗精,阳痿,小腹胀满,月经不调,痛经,小腹胀满,赤白带下,阴缩等。

关元 Guān yuán

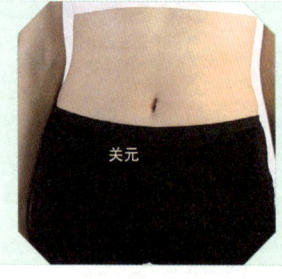

精准定位 在腹部,前正中线上,脐中下3寸处即是。

准确找穴 在下腹部,正中线上,肚脐中央向下4横指处。

按摩方法　两手中指指腹交叠,用力按压,有酸胀感,每次3~5分钟。
功　　效　中益气,温肾壮阳,涩精止遗,调经止带,为性保健第一大穴。
主　　治　疝气,阳痿,遗精,前列腺疾病,痛经,月经不调,更年期综合征等。

石门 Shí mén

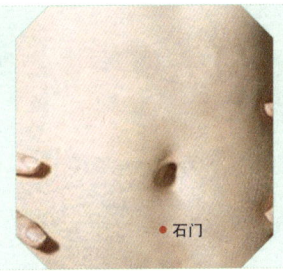

精准定位 在下腹部，前正中线上，脐中下2寸。

准确找穴 在下腹部，正中线上，肚脐中央向下3横指处。

按摩方法　中指指腹轻轻按压，每次1～3分钟。
功　　效　常按可涩精止遗，调经止带，温肾壮阳。
主　　治　疝气，腹泻，小腹绞痛，水肿，小便不利等。

气海 Qì hǎi

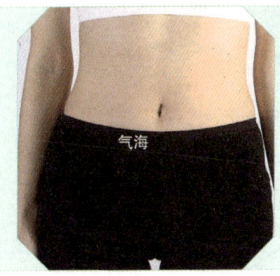

精准定位 在下腹部，前正中线上，脐中下1.5寸。

准确找穴 在下腹部，正中线上，肚脐中央向下2横指处。

按摩方法　指腹按压，可配合足二里穴、三阴交穴、肾俞穴。
功　　效　常按可补肾虚，益元气。
主　　治　阳痿，遗精，遗尿，早泄，前列腺疾病，子宫出血，痛经，更年期综合征等。

阴交 Yīn jiāo

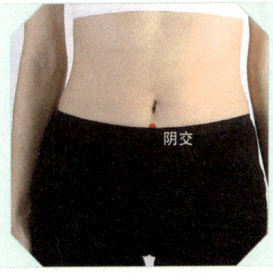

精准定位 在下腹部，前正中线上，当脐中下1寸。

准确找穴 在下腹部，正中线上，肚脐中央向下1横指处。

按摩方法　双手大拇指相叠轻按穴位，每次按揉1～3分钟。
功　　效　经常按摩，可调经止带，温肾壮阳，温中散寒。
主　　治　绕脐冷痛，腹满水肿，泄泻，疝气，阴部多汗湿痒，小便不利，带下等。

神阙 Shén què

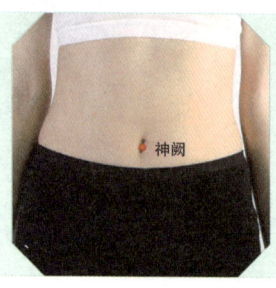

精准定位 在下腹部，脐中央处即是。

准确找穴 在腹部脐区，肚脐中央即是。

按摩方法　双手相叠，掌心面对肚脐，同时出力摩揉，每次3~5分钟。
功　　效　常按可补中益气，固脱止泻，通经活络。
主　　治　中风虚脱，四肢厥冷，月经不调，遗精，急慢性胃肠炎，小便不禁等。

水分 Shuǐ fēn

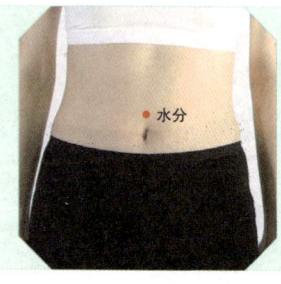

精准定位 在上腹部，前正中线上，当脐中上1寸。

准确找穴 在上腹部，正中线上，肚脐中央向上1横指处。

按摩方法　手指指腹按压，力度适中，左右穴各1~3分钟。
功　　效　经常按摩，可理气止痛，通利小便，降逆止呕。
主　　治　水肿，泄泻，胃胀，腹痛，绕脐痛，肠鸣等。

下脘 Xià wǎn

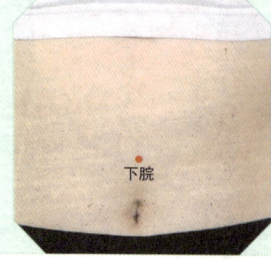

精准定位 在上腹部，前正中线上，当脐中上2寸。

准确找穴 在上腹部，正中线上，肚脐中央向上3横指处。

按摩方法　中指指腹点按，每次50~100下。
功　　效　经常按摩，可以理气止痛，健脾消食，消胀止呕。
主　　治　腹痛，腹胀，胃痉挛，胃下垂，呕吐，呃逆，肠鸣，泄泻等。

建里 Jiàn lǐ

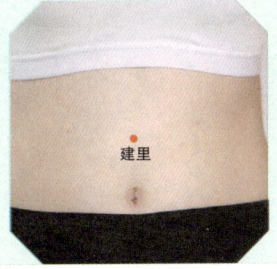

精准定位 在上腹部，前正中线上，当脐中上3寸。

准确找穴 在上腹部，正中线上，肚脐中央向上4横指处。

按摩方法　拇指指腹沿着该穴的位置旋转按摩，力度适中，每次1~3分钟。
功　　效　经常按摩，可健脾渗湿，和胃止痛。
主　　治　胃痛，腹胀，腹泻，呕吐，肠中切痛，水肿等。

中脘 Zhōng wǎn

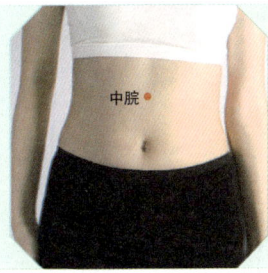

精准定位 在上腹部，前正中线上，脐中上4寸。

准确找穴 在上腹部，正中线上，肚脐中央向上先4横指，再1横指处。

按摩方法　手指指腹按压，按摩1~3分钟。
功　　效　常按能和胃健脾，降逆止呕，清热利湿，调理胃肠功能。
主　　治　慢性胃炎，胃痛，胃下垂，恶心，呕吐，呃逆，消化不良，腹痛，腹胀等。

上脘 Shàng wǎn

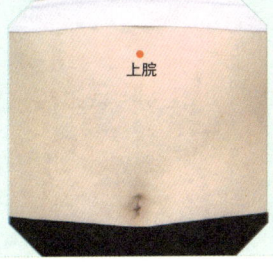

精准定位 在上腹部，前正中线上，当脐中上5寸。

准确找穴 在上腹部，正中线上，肚脐中央向上先4横指，再3横指处。

按摩方法　中指重叠，同时出力揉按，每次按摩1~3分钟。
功　　效　经常按摩，可以降逆止呕，和胃止痛，安神定志。
主　　治　胃下垂，腹胀，咳嗽，痰多，呕吐，呃逆，黄疸，泄泻，痢疾等。

巨阙 Jù què

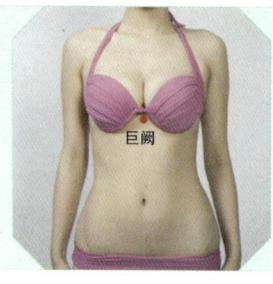

精准定位 在上腹部，前正中线上，当脐中上6寸。

准确找穴 在上腹部，正中线上，肚脐中央向上两个4横指处即是。

按摩方法　中指指腹按揉，每次3~5分钟。
功　　效　常按可安神止惊，开窍醒神。
主　　治　胸痛，心痛，心烦，惊悸，健忘，胸满气短，咳逆上气，呕吐，脚气等。

鸠尾 Jiū wěi

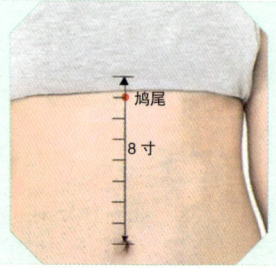

精准定位 在上腹部，前正中线上，胸剑结合部下1寸，脐上7寸。

准确找穴 从剑胸联合（胸部和腹部交界处）沿前正中线直下1横指处即是。

按摩方法　手指指腹按压，力度适中，每次按1~3分钟。
功　　效　常按可宽胸止痛，定喘止呕，开窍醒神。
主　　治　胸满，呃逆，咽喉肿痛，偏头痛，心悸，哮喘，胃痛等。

中庭 Zhōng tíng

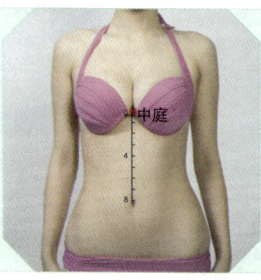

精准定位 在胸部，当前正中线上，平第5肋间隙，胸剑结合中点处。

准确找穴 胸部前正中线上剑胸联合（胸部和腹部交界处）的凹陷处即是。

按摩方法　手指指腹按压，每次按摩1~3分钟。
功　　效　经常按摩，可宽胸止痛，降逆止呕。
主　　治　胸腹胀满，噎嗝，呕吐，心痛，小儿吐乳等。

第五章 胸腹部常用穴位

华盖 Huá gài

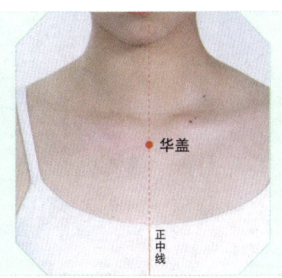

精准定位 在胸部，前正中线上，平第1肋间隙。

准确找穴 仰卧位，由锁骨往下数，平第1肋间隙，当前正中线上即是。

按摩方法　两手中指指腹相互叠加，用力按压，每次3～5分钟。
功　　效　经常按摩，能止咳平喘，宽胸止痛，调节脏腑功能。
主　　治　咳嗽，气喘，胸痛，肋间神经痛，喉痹，咽喉肿痛等。

璇玑 Xuán jī

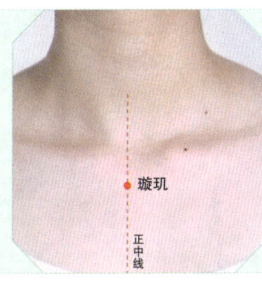

精准定位 在胸部，当前正中线上，胸骨上窝下1寸。

准确找穴 仰卧，从天突穴沿前正中线向下1横指即是。

按摩方法　拇指指腹点压，有酸麻感为宜，每次3～5分钟。
功　　效　经常按摩，能够止咳平喘，宽胸止痛、清热利咽。
主　　治　咳嗽，气喘，呃逆上气，胸满痛，喉痹咽肿，胃痛等。

子宫 Zǐ gōng

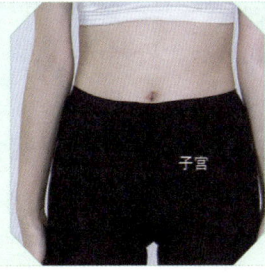

精准定位 在下腹部，脐中下4寸，前正中线旁开3寸。

准确找穴 先取中极穴，旁开4横指处。

按摩方法　中指指腹揉按，力度适中，每次1～3分钟。
功　　效　坚持按摩，能够调经止带，理气和血。
主　　治　月经不调，痛经，子宫脱垂，不孕症，子宫内膜炎，盆腔炎，阑尾炎等。

膻中 Dàn zhōng

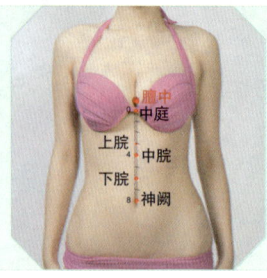

精准定位 在胸部,当前正中线上,平第4肋间隙,两乳头连线的中点。

准确找穴 仰卧位,由锁骨往下数,平第4肋间,两乳头中点,前正中线上。

按摩方法 拇指指腹按压,每次3~5分钟。

功　　效 常按可止咳平喘,安心定悸,降逆止呕,理气止痛。

主　　治 哮喘,咳嗽,黄褐斑,乳汁分泌过少,乳房疼痛,胸闷,胸痛,心悸,冠心病等。

玉堂 Yù táng

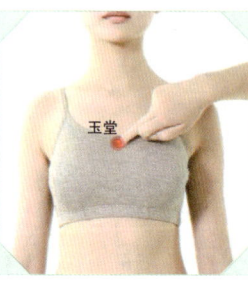

精准定位 在胸部,当前正中线上,平第3肋间隙。

准确找穴 先找到膻中穴,沿前正中线向上推1个肋骨,按压有酸痛处。

按摩方法 中指指腹按压,力度适中,每次1~3分钟。

功　　效 经常按摩,能止咳平喘,宽胸止痛。

主　　治 咳嗽,气短,胸痛,胸闷喘息,喉痹咽肿,呕吐寒痰,两乳肿痛等。

保健按摩专家建议：如何按摩胸部穴位

用手指按压胸部穴位的时候,动作要轻缓,每一次保持3~5秒,重复3~5次,同时,在按下的时候呼气,松开手指的时候吸气。

按摩胸部穴位最好是在体温升高,身体比较温热的时候进行,特别是沐浴后或睡觉前,此时体内的新陈代谢处于活跃状态,按摩效果会大大提升。

第六章
肩背腰部常用穴位

肩背腰部是人体一身枢纽，主管着人一身运动。事实上，人体上下肢的协调运动、人体的负重，无不通过这个部位来联系。

中医认为，腰为肾府，意思是说，腰是肾的所在地。所以从现在起，每天按摩10分钟肩背腰部的穴位，疾病就会远离您。

肩髎 Jiān liáo

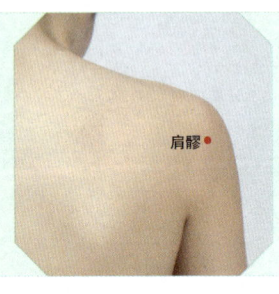

精准定位 在三角肌区，肩峰角与肱骨大结节两骨间凹陷中处即是。

准确找穴 外展上臂，肩膀后下方出现凹陷处即是。

按摩方法 拿捏该穴，每次1～3分钟。
功　　效 经常按摩，可清热泻火，活血化瘀，通络止痛。
主　　治 肩臂痛，肩关节周围炎，中风偏瘫，荨麻疹等。

肩贞 Jiān zhēn

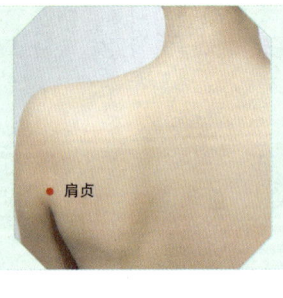

精准定位 在肩胛区，肩关节后下方，腋后纹头直上1寸。

准确找穴 在肩关节后下方，臂内收时，腋后纹头上1横指处即是。

按摩方法 中指指腹按压，每次左右穴各按1～3分钟。
功　　效 经常按摩，可清脑聪耳，息风止痛，通经活络。
主　　治 肩臂疼痛，肩周炎，手臂麻木，上肢不举，伤寒，发热，耳鸣，耳聋等。

臑俞 Nào shū

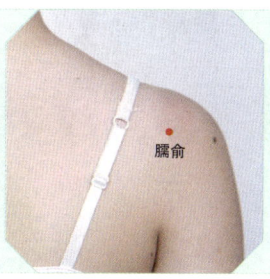

精准定位 在肩部，腋后纹头直上，肩胛冈下缘凹陷中。

准确找穴 手臂内收，腋后纹末端肩贞穴向上推至肩胛骨下缘处即是。

按摩方法　手指指腹按压，力度适中，每次1~3分钟。
功　　效　经常按摩，可活络止痛，止咳化痰，消肿散结。
主　　治　肩臂酸无力，肩肿，颈项瘰疬等。

天宗 Tiān zōng

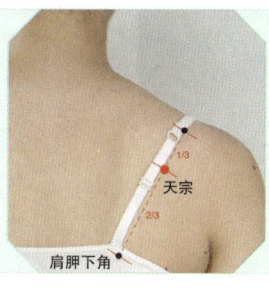

精准定位 位于肩胛部，肩胛冈中点与肩胛骨下角连线上1/3与下2/3交点凹陷中。

准确找穴 以对侧手，由颈下过肩，手伸向肩胛骨处，中指指腹所在处。

按摩方法　中指指腹按压，先左穴后右穴，各按1~3分钟。
功　　效　按摩该穴，能舒筋活络，止咳化痰，理气消肿。
主　　治　肩胛疼痛，肘臂后外侧疼痛，落枕，气喘，乳痈，颊颔肿等。

曲垣 Qū yuán

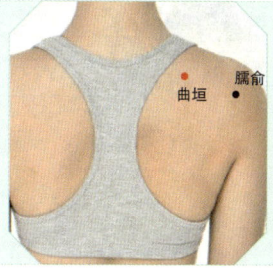

精准定位 在肩胛部，肩胛冈内上窝内侧凹陷中。

准确找穴 低头，后颈部最突起椎体往下数2个为第2胸椎棘突，与臑俞穴连线中点处即是。

按摩方法　中指指腹揉按，力度适中，左右穴各1~3分钟。
功　　效　经常按压该穴，能祛风止痉，止咳化痰，活络止痛。
主　　治　肩周炎，肩胛部疼痛，肩臂拘挛，上肢酸麻，咳嗽等。

肩外俞 Jiān wài shū

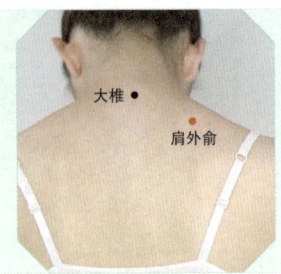

精准定位 在背部，第1胸椎棘突下，后正中线旁开3寸。

准确找穴 低头，后颈部最突起椎体往下数1个椎骨的棘突下，旁开4横指处即是。

按摩方法 中指指腹按压，力度适中，左右穴各1~3分钟。

功　效 经常按摩，可祛风止痉，通络止痛，舒筋活络。

主　治 颈项强急，肩背部寒痛窜至肘部，上肢冷痛等。

肩中俞 Jiān zhōng shū

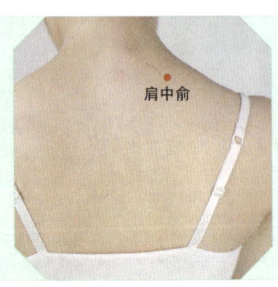

精准定位 在背部，当第7颈椎棘突下，后正中线旁开2寸处即是。

准确找穴 低头，后颈部最突起椎体旁开3横指处即是。

按摩方法 双手中指指腹按压，力度适中，左右穴各1~3分钟。

功　效 经常按摩，可通络止痛，解表宣肺，止咳平喘。

主　治 咳嗽，气喘，肩背疼痛，颈项僵硬，目视不明等。

大杼 Dà zhù

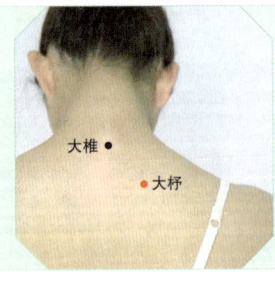

精准定位 在背部，当第1胸椎棘突下，后正中线旁开1.5寸处即是。

准确找穴 低头屈颈，颈背交界处椎骨高突向下推1个椎体，下缘旁开2横指处即是。

按摩方法 中指指腹按压，力度适中，左右穴各1~3分钟。

功　效 长期坚持按摩，可强筋壮骨，清热止痛，通经活络。

主　治 头痛，感冒，咳嗽，发热，项强，肩背痛，肺炎，胸胁胀满等。

第六章 肩背腰部常用穴位

风门 Fēng mén

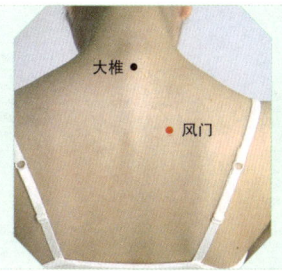

🔹 **精准定位**
在背上部,第2胸椎与第3胸椎棘突之间,后正中线旁开1.5寸。

🔹 **准确找穴**
低头屈颈,颈背交界处椎骨高突向下推2个椎体,下缘旁开2横指处即是。

按摩方法 用中指指腹按压,力度适中,左右穴各1~3分钟。
功　　效 经常按摩,可疏散风寒,调理肺气,平肝潜阳。
主　　治 感冒,咳嗽,发热,头痛,鼻塞多涕,急慢性支气管炎,哮喘,呕吐等。

肺俞 Fèi shū

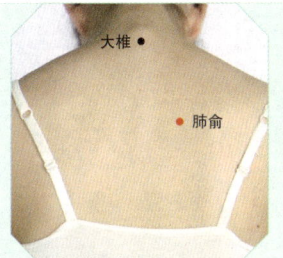

🔹 **精准定位**
在背上部,第3胸椎和第4胸椎棘突之间,后正中线旁开1.5寸。

🔹 **准确找穴**
低头屈颈,颈背交界处椎骨高突向下推3个椎体,下缘旁开2横指处即是。

按摩方法 用手掌反复摩擦,或用按摩槌通过敲打的方式刺激肺俞,每次3~5分钟。
功　　效 经常按摩,可止咳平喘,宽胸理气,滋阴止血。
主　　治 咳嗽,哮喘,感冒,咽喉肿痛,肺结核,粉刺,黄褐斑,面部水肿等。

厥阴俞 Jué yīn shū

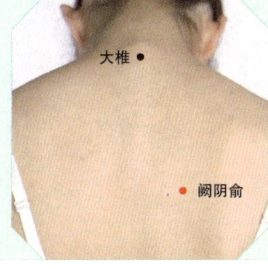

🔹 **精准定位**
在背部,第4胸椎和第5胸椎棘突之间,后正中线旁开1.5寸。

🔹 **准确找穴**
低头屈颈,颈背交界处椎骨高突向下推4个椎体,下缘旁开2横指处即是。

按摩方法 用按摩槌通过敲打的方式刺激该穴,每次3~5分钟。
功　　效 经常按摩,可温经止痛,养心定悸,宣肺止咳,降逆止呕。
主　　治 咳嗽,心痛,心悸,胸闷,呕吐,胃脘部疼痛,肋间神经痛等。

心俞 Xīn shū

精准定位
在后背部，第5胸椎和第6胸椎棘突之间，后正中线旁开1.5寸。

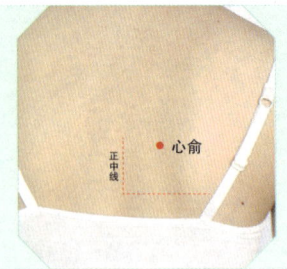

准确找穴
肩胛骨下角水平连线与脊柱相交椎体处，往上推2个椎体，正中线旁开2横指处。

按摩方法　中指指腹按压或用按摩槌通过敲打的方式刺激该穴，左右穴各1～3分钟。
功　　效　经常按摩，可以疏通心络，安心守神，宽胸理气，治疗心脏疾病。
主　　治　心痛，心悸，失眠，健忘，胸闷，冠心病，盗汗，肩背痛，癫狂等。

膈俞 Gé shū

精准定位
在后背部，第7胸椎和第8胸椎棘突之间，后正中线旁开1.5寸。

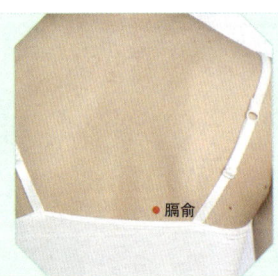

准确找穴
肩胛骨下角水平连线与脊柱相交椎体处，正中线旁开2横指处。

按摩方法　用中指指腹按压，力度适中，左右穴各1～3分钟。
功　　效　每天按揉该穴3次，每次200下，用按摩槌通过敲打的方式刺激该穴。
主　　治　咯血，贫血，心痛，心悸，胸痛，胸闷，咳嗽，呕吐，胃痛，盗汗等。

肝俞 Gān shū

精准定位
在后背部，第9胸椎和第10胸椎棘突之间，后正中线旁开1.5寸处即是。

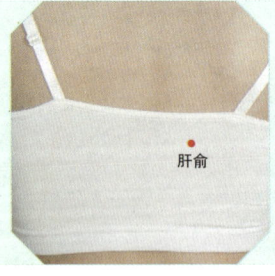

准确找穴
肩胛骨下角水平连线与脊柱相交椎体处，往下推2个椎体，正中线旁开2横指处即是。

按摩方法　双手拇指分别按压双侧肝俞，在其上做旋转运动，每次持续10～30分钟。
功　　效　经常按摩，可疏肝利胆，疏肝理气，养血明目。
主　　治　黄疸，宿醉，脂肪肝，急慢性肝炎，肋部疼痛，月经不调，痛经，失眠等。

胆俞 Dǎn shū

精准定位 在后背部，第10胸椎和第11胸椎棘突之间，后正中线旁开1.5寸。

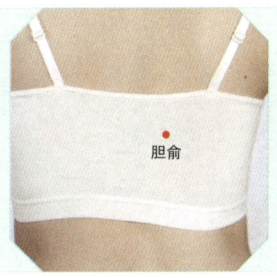

准确找穴 肩胛骨下角水平连线与脊柱相交椎体处，往下推3个椎体，正中线旁开2横指处即是。

按摩方法　双手拇指点压胆俞，局部有酸、胀感觉为佳，每日按摩3次，每次100下。
功　　效　坚持按摩，可疏肝解郁，利胆退黄，健脾和胃。
主　　治　黄疸，胁痛，十二指肠溃疡，呕吐，头痛，夜盲症，腋下肿，胆囊炎等。

脾俞 Pǐ shū

精准定位 在后背部，第11胸椎和第12胸椎棘突之间，后正中线旁开1.5寸。

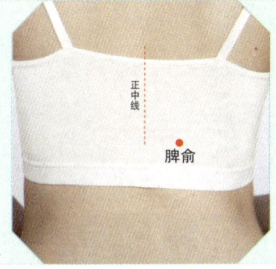

准确找穴 肚脐水平线与脊柱相交椎体处，往上推3个椎体，正中线旁开2横指处即是。

按摩方法　双手握拳，将拳背第2、3掌指关节放于脾俞、胃俞上，揉按0.5～1分钟。
功　　效　经常按摩，能疏肝解郁，健脾和胃，利湿升清。
主　　治　腹胀，呕吐，胃灼热，慢性胃炎，更年期综合征，糖尿病，脂肪肝等。

胃俞 Wèi shū

精准定位 在后背部，第12胸椎和第1腰椎棘突之间，后正中线旁开1.5寸。

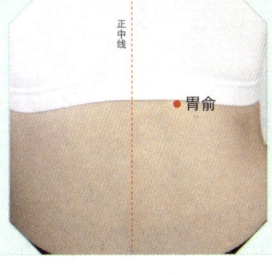

准确找穴 肚脐水平线与脊柱相交椎体处，往上推2个椎体，正中线旁开2横指处即是。

按摩方法　用中指指腹按压，力度适中，左右穴各1～3分钟。
功　　效　经常按摩，能和胃健脾，补益肝肾，理中降逆，增强肠胃功能。
主　　治　胃脘痛，慢性胃炎，胃下垂，消化不良，胃灼热，呕吐，口臭，湿疹等。

三焦俞 Sān jiāo shū

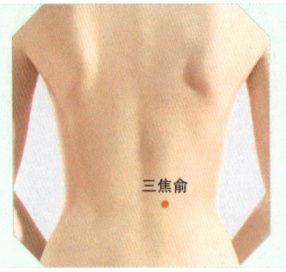

精准定位 在腰部，第1腰椎和第2腰椎棘突之间，后正中线旁开1.5寸。

准确找穴 肚脐水平线与脊柱相交椎体处，往上推1个椎体，正中线旁开2横指处即是。

按摩方法 中指指腹按压或用按摩槌通过敲打的方式刺激该穴，左右穴各1~3分钟。

功　　效 经常按摩，可以温中健脾，和胃止痛，补益肝肾。

主　　治 腹痛，腹胀，肠鸣，泄泻、水肿，尿路感染，腰痛，胃炎，肠炎，肾炎等。

肾俞 Shèn shū

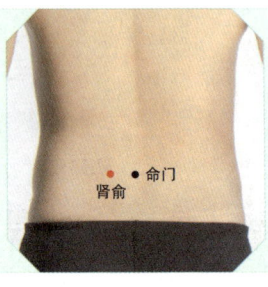

精准定位 在后背部，第2腰椎和第3腰椎棘突之间，后正中线旁开1.5寸。

准确找穴 肚脐水平线与脊柱相交椎体处，正中线旁开2横指处即是。

按摩方法 中指指腹按压或用按摩槌通过敲打的方式刺激该穴，每次3~5分钟。

功　　效 它是肾的保健要穴，按摩可温肾助阳，生精益髓，利水消肿。

主　　治 腰膝酸软，黄褐斑，慢性咽炎，腰扭伤，遗精，前列腺疾病等。

气海俞 Qì hǎi shū

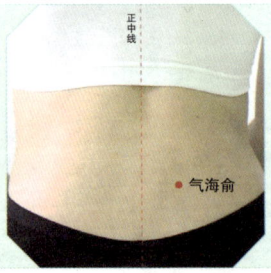

精准定位 在腰部，第3腰椎与第4腰椎棘突之间，后正中线旁开1.5寸。

准确找穴 肚脐水平线与脊柱相交椎体处，往下推1个椎体，正中线旁开2横指处即是。

按摩方法 中指指腹按压，或用按摩槌通过敲打的方式刺激该穴，每次3~5分钟。

功　　效 经常按摩，可以调补气血，清热利湿，强健腰膝。

主　　治 痛经，功能性子宫出血，阳痿、遗精，性欲低下，下肢麻痹瘫痪，痔疮等。

大肠俞 Dà cháng shū

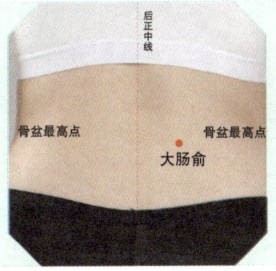

精准定位 在腰部，第4腰椎与第5腰椎棘突之间，后正中线旁开1.5寸。

准确找穴 两侧髂棘高点连线与脊柱交点，旁开2横指处。

按摩方法 中指指腹按压或用按摩槌通过敲打的方式刺激该穴，左右穴各1~3分钟。

功　　效 经常按摩，可除湿散寒，息风止痛，通肠导滞，调理肠胃。

主　　治 急慢性腰痛，坐骨神经痛，腰椎间盘突出症，腰扭伤，慢性肠炎，肠鸣等。

关元俞 Guān yuán shū

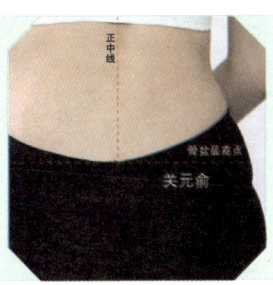

精准定位 在腰部，第5腰椎棘突下，后正中线旁开1.5寸。

准确找穴 两侧髂棘高点连线与脊柱交点，往下推1个椎体，旁开2横指处。

按摩方法 中指指腹按压，或用按摩槌通过敲打的方式刺激该穴，左右穴各1~3分钟。

功　　效 经常按摩，可通经活络，滋阴生津，调理下焦。

主　　治 腰背疼痛，身体疲乏，精神萎靡，腰腹冷痛，遗尿，小便不利，早泄等。

膏肓 Gāo huāng

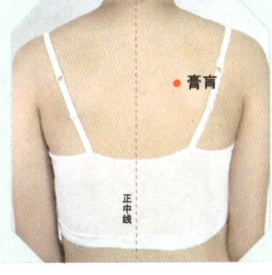

精准定位 在背部，当第4与第5胸椎棘突之间，后正中线旁开3寸。

准确找穴 低头屈颈，颈背交界处椎骨高突向下推4个椎体，下缘旁开4横指处即是。

按摩方法 中指指腹揉按，或用按摩槌以敲打的方式刺激该穴，每次左右各1~3分钟。

功　　效 按摩该穴，可以养阴润肺，益气健脾，止咳平喘，清热凉血。

主　　治 肺结核，支气管炎，咳嗽，气喘，头晕目眩，冠心病，健忘，慢性胃炎等。

阳纲 Yáng gāng

精准定位 在背部，第10与第11胸椎棘突之间，后正中线旁开3寸。

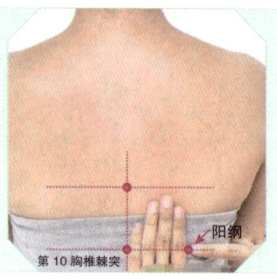

准确找穴 肩胛骨下角水平连线与脊柱相交椎体处，下推3椎体，正中线旁开4横指处。

按摩方法 中指指腹揉按，或用按摩槌通过敲打的方式刺激该穴，每次左右各1~3分钟。
功　　效 经常按摩，可以清热利湿，补虚培元，滋补肝肾。
主　　治 肠鸣，腹痛，腹满，泄泻，黄疸，身热，小便赤涩等。

胃仓 Wèi cāng

精准定位 在背部，第12胸椎与第1腰椎棘突之间，后正中线旁开3寸。

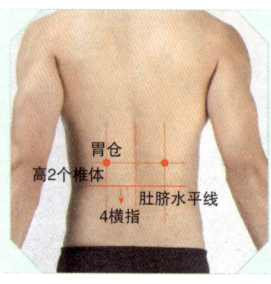

准确找穴 肚脐水平线与脊柱相交椎体处。往上推2个椎体，正中线旁开4横指处即是。

按摩方法 中指指腹揉按，或用按摩槌以敲打的方式刺激该穴，每次左右穴各1~3分钟。
功　　效 经常按摩，可健脾消食，理气和胃，利水消肿。
主　　治 胃痛，腹胀，小儿食积，水肿，背脊痛，便秘等。

肓门 Huāng mén

精准定位 在腰部，第1与第2腰椎棘突之间，后正中线旁开3寸。

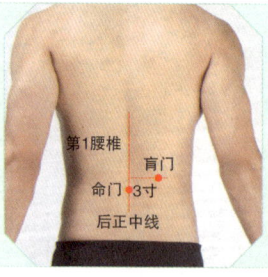

准确找穴 肚脐水平线与脊柱相交椎体处，往上推1个椎体，正中线旁开4横指处即是。

按摩方法 中指指腹揉按，每次左右各1~3分钟。
功　　效 经常按摩，可以清热导滞，行气止痛，解郁散结。
主　　治 腹痛，便秘，痞块，乳腺炎，胃炎，腰肌劳损等。

志室 Zhì shì

精准定位 在腰部，第2与第3腰椎棘突之间，后正中线旁开3寸。

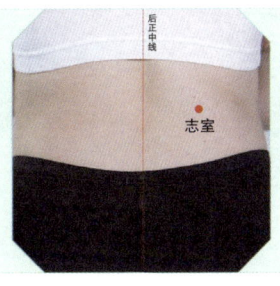

准确找穴 肚脐水平线与脊柱相交椎体处，正中线旁开4横指处即是。

按摩方法 中指指腹按压，左右穴各1～3分钟。
功　　效 长期坚持按摩，可温肾助阳，利水消肿，强壮腰膝。
主　　治 阴痛，阴肿，遗精，阳痿，腹泻，小便不利，腰脊强痛等。

肩井 Jiān jǐng

精准定位 在肩胛部，第7颈椎棘突与肩峰最高外侧点连线的中点。

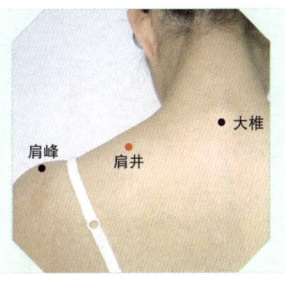

准确找穴 先找到大椎穴，再找到锁骨肩峰端，二者连线中点即是。

按摩方法 中指指腹揉按，每天早晚各1次，每次左右各3分钟。
功　　效 长期坚持按摩，可祛风止痛，清热解毒，软坚散结。
主　　治 肩背疼痛，手臂不举，颈椎病，颈项强痛，颈淋巴结结核，乳房胀痛等。

京门 Jīng mén

精准定位 在上腹部，第12肋骨游离端的下方，章门穴后1.5寸。

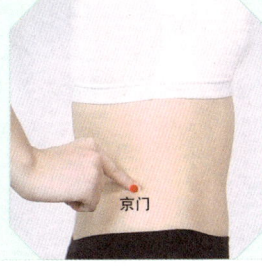

准确找穴 先找到章门穴，其后2横指处。

按摩方法 拇指指腹揉按，每次1～3分钟。
功　　效 经常按摩，可益肾健脾，理气止痛。
主　　治 呃逆，呕吐，胁肋痛，腹胀，肠鸣，泄泻，小便不利，尿黄，肾炎等。

腰阳关 Yāo yáng guān

精准定位 在腰部,后正中线上,第4腰椎棘突下凹陷处。

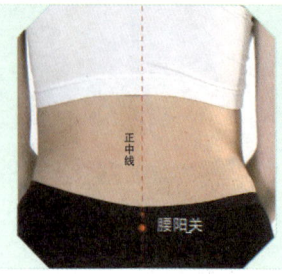

准确找穴 两侧髂前上棘连线与脊柱交点处,可触及一凹陷即是。

按摩方法　左手或右手握拳,以示指掌指关节突起部置于该穴上揉按,每次3~5分钟。
功　　效　经常按摩,可调补肾气,利腰膝,祛寒湿。
主　　治　腰骶疼痛,腰椎间盘突出症,坐骨神经痛,下肢痿痹,遗精,阳痿等。

命门 Mìng mén

精准定位 在腰部,后正中线上,第2腰椎棘突下凹陷处。

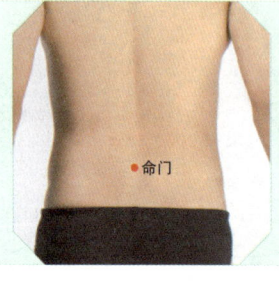

准确找穴 肚脐水平线与后正中线交点,按压有凹陷处。

按摩方法　双手手掌来回搓按该穴,直至感觉暖烘烘的。
功　　效　经常按摩,可益肾壮阳,调经止带,延缓衰老。
主　　治　头痛,腰脊强痛,泄泻,疟疾,耳鸣,痛经,阳痿,遗精,前列腺炎等。

悬枢 Xuán shū

精准定位 在腰部,后正中线上,第1腰椎棘突下凹陷处。

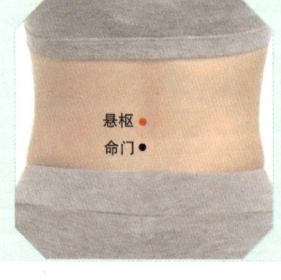

准确找穴 先找到命门穴,沿后正中线向上推1个椎体,下缘凹陷处即是。

按摩方法　双手中指指腹揉按,用力稍重,每次3~5分钟。
功　　效　经常按摩,可缓急止痛,渗湿止泻,通经活络。
主　　治　腰脊强痛,腹胀,腹痛,消化不良,泄泻,痢疾等。

第六章 肩背腰部常用穴位

脊中 Jǐ zhōng

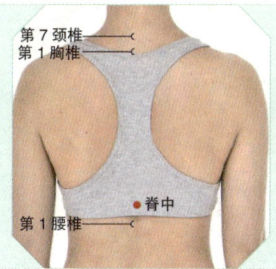

精准定位 在腰部，后正中线上，第11胸椎棘突下凹陷处即是。

准确找穴 两侧肩胛下角连线与后正中线相交处向下推4个椎体，下缘凹陷处即是。

按摩方法　俯卧，双脚稍分开，用手指揉按脊中，每次3～5分钟。
功　　效　经常按摩，可清热利湿，提肛消痔，强腰止痛。
主　　治　腰脊强痛，黄疸，腹胀，反胃，吐血，食欲不振，小儿疳积，痢疾，癫痫等。

中枢 Zhōng shū

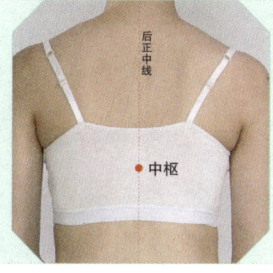

精准定位 在脊柱区，后正中线上，第10胸椎棘突下凹陷处即是。

准确找穴 两侧肩胛下角连线与后正中线相交处向下推3个椎体，下缘凹陷处即是。

按摩方法　手指指腹按压，或用按摩槌利用敲打的方式刺激该穴，左右穴各3～5分钟。
功　　效　经常按摩，可平肝息风，安神定志，治肝胆疾病。
主　　治　黄疸，呕吐，腹满，胃痛，食欲不振，腰背痛等。

筋缩 Jīn suō

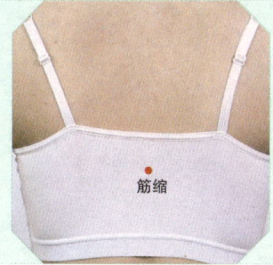

精准定位 在脊柱区，后正中线上，第9胸椎棘突下凹陷处即是。

准确找穴 两侧肩胛下角连线与后正中线相交处向下推2个椎体，下缘凹陷处即是。

按摩方法　手指指腹按压，或用按摩槌利用敲打的方式刺激该穴，左右穴各3～5分钟。
功　　效　常按可安神定志，通肝气，治疗筋肉挛缩。
主　　治　癫狂，惊痫，抽搐，脊背强直，背痛，胃痛，黄疸，四肢不收，拘急等。

至阳 Zhì yáng

精准定位 在脊柱区，后正中线上，第7胸椎棘突下凹陷处即是。

准确找穴 两侧肩胛下角连线与后正中线相交处椎体，下缘凹陷处即是。

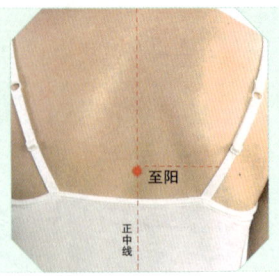

按摩方法　手指指腹按压，或用按摩槌利用敲打的方式刺激该穴，左右穴各3~5分钟。
功　　效　经常按摩，可以止咳平喘，清热祛黄，通络止痛。
主　　治　胸胁胀痛，腰背疼痛，胃脘痛，腹痛，黄疸，咳嗽，气喘，脊背强直等。

灵台 Líng tái

精准定位 在脊柱区，后正中线上，第6胸椎棘突下凹陷处即是。

准确找穴 两侧肩胛下角连线与后正中线相交处向上推1个椎体，下缘凹陷处即是。

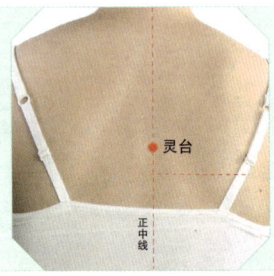

按摩方法　手指指腹按压，或用按摩槌轻轻敲打该穴，左右穴各3~5分钟。
功　　效　经常按摩，可止咳平喘，清热解毒，止痛。
主　　治　咳嗽，气喘，脊背痛，颈项僵硬，身热，疔疮等。

神道 Shén dào

精准定位 在脊柱区，后正中线上，第5胸椎棘突下凹陷处即是。

准确找穴 两侧肩胛下角连线与后正中线相交处向上推2个椎体，下缘凹陷处即是。

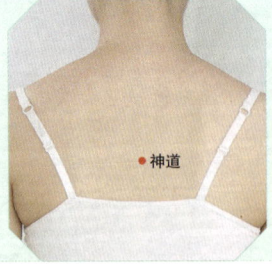

按摩方法　双手中指指腹互相叠加，用力揉按神道3~5分钟。
功　　效　按摩该穴，能止咳止痛，安心宁神，促进睡眠。
主　　治　发热恶寒，头痛，肩背痛，疟疾，咳嗽，失眠，健忘，惊悸，神经衰弱等。

第六章 肩背腰部常用穴位

身柱 Shēn zhù

精准定位 在脊柱区,后正中线上,第3胸椎棘突下凹陷处即是。

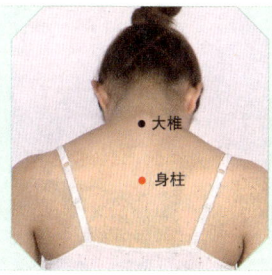

准确找穴 两侧肩胛下角连线与后正中线相交处向上推4个椎体,下缘凹陷处即是。

按摩方法 示指叠在中指指背上,用力按揉3~5分钟。
功　　效 经常按摩,可调节神经系统功能,缓解疲劳。
主　　治 身热头痛,肩背疼痛,咳嗽,气喘,癫痫,小儿惊风,慢性支气管炎等。

陶道 Táo dào

精准定位 在脊柱区,后正中线上,第1胸椎棘突下凹陷处即是。

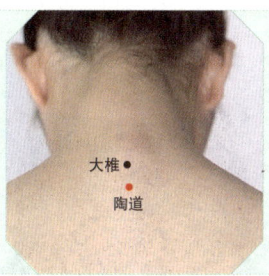

准确找穴 低头,颈背交椎骨最高处垂直向下推1个椎体,下缘凹陷处即是。

按摩方法 手指指腹按压,左右穴各1~3分钟。
功　　效 经常按摩,可清热解表,安神定志,消肿止痛。
主　　治 头痛,目眩,发热恶寒,咳嗽,气喘,小儿麻痹后遗症,荨麻疹等。

夹脊 Jiá jǐ

精准定位 在脊柱区,第1胸椎至第5腰椎棘突下两侧,后正中线旁开0.5寸,一侧17穴。

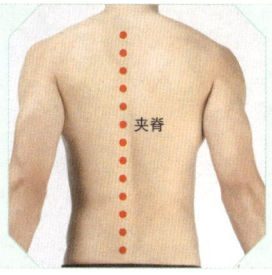

准确找穴 低头,颈背交界椎骨高突处椎体,向下推共有17个椎体,旁开半横指处。

按摩方法 双手手掌从上向下推揉,可在每晚睡前完成,每次3~5分钟。
功　　效 经常按摩,可调理脏腑,息风止痛。
主　　治 心、肺、上肢疾患,胃肠疾患,腰、腹、下肢疾患等。

腰眼 Yāo yǎn

精准定位 在腰区，横平第4腰椎棘突下，后正中线旁开3.5寸凹陷中。

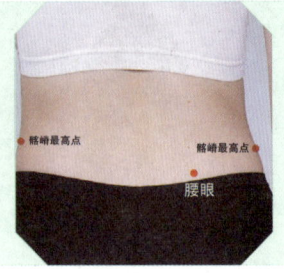

准确找穴 俯卧，两侧髂棘高点水平线与脊柱交点旁开3.5寸处即是。

按摩方法　中指指腹揉按该穴，每次1～3分钟。
功　　效　经常按摩，可调经止带，通经止痛，强腰健体。
主　　治　睾丸炎，遗尿，肾炎，腰肌劳损，月经不调等。

腰奇 Yāo qí

精准定位 在骶区，尾骨端直上2寸，骶角之间凹陷中。

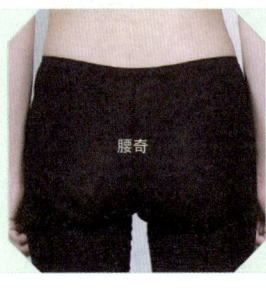

准确找穴 顺着脊柱向下触摸，尾骨端直上3横指凹陷处。

按摩方法　中指指腹按压，每次左右各1～3分钟。
功　　效　经常按摩，可强腰健肾，安神定志，止痛通便。
主　　治　失眠，头痛，便秘等。

第七章

上下肢常用穴位

上肢穴位

人体手臂上分布着6条经络，分别是大肠经、小肠经、三焦经、心包经、心经、肺经。

分布在手臂外侧的经络属表，由手走头，称为"手三阳经"。分布在手臂内侧的又称为"手三阴经"。

如果大肠、小肠、三焦、心脏、肺经等部位出现不适，多按摩这些经脉上的穴位，就能够很好的缓解。

天府 Tiān fǔ

精准定位 在臂前区，腋前纹头下3寸，肱二头肌桡侧缘处即是。

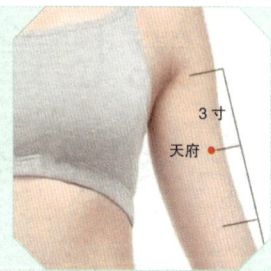

准确找穴 臂向前平举，俯头。鼻尖接触上臂内侧处即是。

按摩方法　中指指腹按压，力度适中，左右穴各1~3分钟。
功　　效　按摩该穴，可通肺理气，安神定志。
主　　治　咳嗽，气喘，上臂内侧疼痛，鼻出血，鼻炎，眼病等。

侠白 Xiá bái

精准定位 在臂前区，肱二头肌桡侧缘，腋前纹头4寸，或肘横纹上5寸处即是。

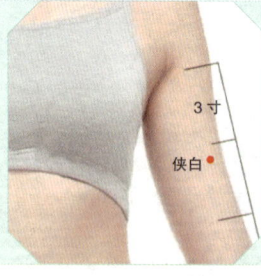

准确找穴 先找到天府穴，向下1横指处即是。

按摩方法　示指和中指并拢，配合大拇指按压，早晚各1次，每次左右各按1~3分钟。
功　　效　常按该穴，可止咳平喘，宣肺理气，宽胸和胃。
主　　治　上臂疼痛，咳嗽，气喘，干呕，烦满，胃痛，胸痛等。

第七章　上下肢常用穴位

尺泽 Chǐ zé

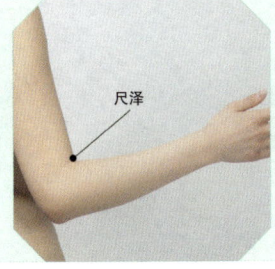

精准定位
肘横纹上，肘横纹上，肱二头肌腱桡侧凹陷处。

准确找穴
先找到肱二头肌腱，在其桡侧的肘横纹中即为该穴处即是。

按摩方法　弯曲拇指，以指腹按压，每天坚持用拇指按揉，每次左右各按压1~3分钟。
功　　效　经常按摩，可滋阴润肺，止咳平喘，通络止痛。
主　　治　咳嗽，气喘，咽喉肿痛，肘臂挛痛，网球肘，小儿惊风，慢性支气管炎。

孔最 Kǒng zuì

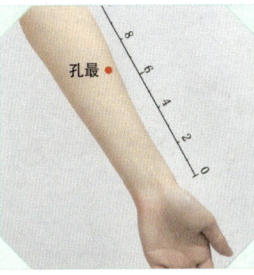

精准定位
在前臂前区，腕掌侧远端，腕横纹上7寸，尺泽穴与太渊穴连线上处即是。

准确找穴
手臂前伸，在腕横纹处找到太渊穴，再于肘横纹中定尺泽穴，两穴连线上，太渊穴上7寸即是。

按摩方法　大拇指指腹用力按揉，每日2次，每次左右各按1~3分钟。
功　　效　常按该穴，可清热止血，润肺理气，平喘利咽，还可用来治疗各种急症。
主　　治　咳嗽，气喘，咽喉肿痛，肘臂挛痛，头痛，急性出血，胸痛，痔疮等。

列缺 Liè quē

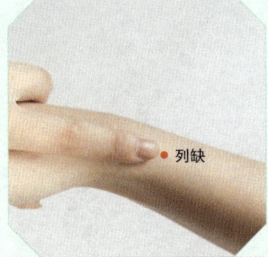

精准定位
在前臂，腕掌侧远端横纹上1.5寸，拇短肌与拇长展肌腱之间的凹陷中。

准确找穴
两手虎口相交，一手食指压另一手桡骨茎突上，示指尖到达处。

按摩方法　示指指腹揉按，或示指指端掐按，先左手后右手，左右穴各3分钟。
功　　效　长期按摩，可疏风解表，宣肺理气，止咳平喘。
主　　治　咳嗽，气喘，咽喉肿痛，偏、正头痛，项强，鼻塞，鼻炎，牙痛，脱发等。

经渠 Jīng qú

精准定位 在手臂前区，腕掌侧远端横纹上1寸，桡骨茎突与桡动脉之间凹陷处。

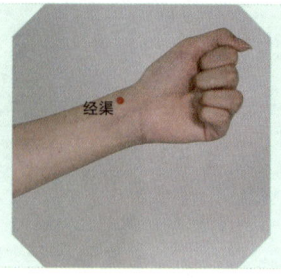

准确找穴 伸手，掌心向上，用一只手给另一只手把脉，中指指端所在位置。

按摩方法　中指指腹按揉，每次4~5分钟。
功　　效　坚持按摩，可以宣肺利咽，止咳平喘，通经活络。
主　　治　咳嗽，气喘，胸痛，胸中烦满，胸背痛，咽喉肿痛，牙痛，呕吐，热病等。

太渊 Tài yuān

精准定位 手腕内侧，靠近大拇指指侧，动脉搏动处。

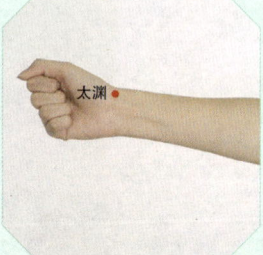

准确找穴 掌心向上，腕横纹外侧摸到桡动脉，其外侧即是。

按摩方法　大拇指及指甲尖轻轻掐按，左右穴各按1~3分钟。
功　　效　常按可祛风化痰，理肺止咳，通经活络。
主　　治　咳嗽，胸背痛，脉管炎，手腕疼痛，鼻塞，咽喉肿痛，胃酸，闭经等。

鱼际 Yú jì

精准定位 在手外侧，位于第1掌骨中点桡侧，赤白肉际处。

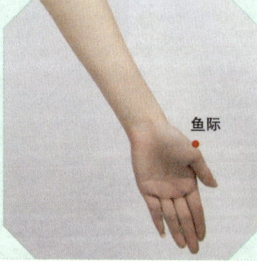

准确找穴 一只手轻握另一只手手背，大拇指指尖垂直下按第1掌骨中点肉际处即是。

按摩方法　大拇指指端垂直地轻轻掐按，左右穴各按摩1~3分钟。也可经常两手对搓。
功　　效　坚持按摩，能增强肺功能，改善体质，提高免疫力。
主　　治　咳嗽，咯血，哮喘，咽干，咽喉肿痛，胃出血，咽喉炎，汗不出，肺炎等。

少商 Shào shāng

精准定位 在手指，大拇指末节桡侧，距指甲根角侧旁开约0.1寸。

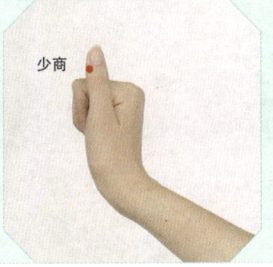

准确找穴 将大拇指伸直，用另一只手大拇指弯曲掐按该手大拇指甲角边缘处即是。

按摩方法 大拇指指尖轻轻掐揉，左右两穴各1~3分钟。
功　　效 按摩该穴，能清热，利咽，开窍。
主　　治 咳嗽，喉痹，肺炎，扁桃体炎，流行性感冒，小儿惊风，呃逆，高脂血症等。

商阳 Shāng yáng

精准定位 在示指末节桡侧缘，靠近大拇指一侧，距指甲根角侧上方0.1寸。

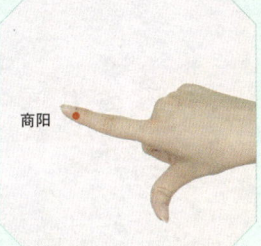

准确找穴 右手掌背朝上，屈曲左手大拇指，以指甲尖垂直掐按靠大拇指指侧的示指指甲角，右指甲根处即是。

按摩方法 大拇指指尖垂直掐按，力度不宜过大，每天掐按1~3分钟。
功　　效 常按可清热解表，利咽醒脑，理肺止咳。
主　　治 牙痛，咽喉肿痛，热病，昏迷，胸闷，哮喘，咳嗽，腮腺炎，口腔炎等。

二间 Èr jiān

精准定位 在手指，第2掌指关节桡侧远端赤白肉际处。

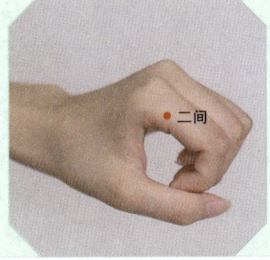

准确找穴 自然弯曲示指，第2掌指关节前缘，靠大拇指侧，触之有凹陷处。

按摩方法 大拇指指尖垂直掐按，或用指腹按揉，每次左右穴各1~3分钟。
功　　效 坚持按摩，可清热利咽，增强肺功能，提高免疫力。
主　　治 鼻出血，咽喉肿痛，热病，牙痛，下牙痛，颌肿等。

三间 Sān jiān

精准定位 在手指，第2掌指关节桡侧近端凹陷处。

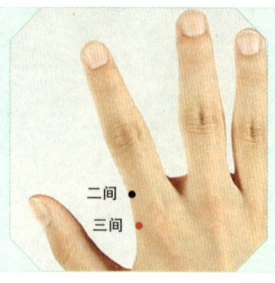

准确找穴 微握拳，第2掌指关节后缘，触之有凹陷处。

按摩方法　大拇指指腹按揉，左右穴各1~3分钟。
功　　效　按摩该穴，能泄热止痛，利咽平喘。
主　　治　牙痛，咽喉肿痛，腹胀，肠鸣，身热胸闷，眼痛，手部红肿疼痛等。

合谷 Hé gǔ

精准定位 在手背，第2掌骨桡侧的中点。

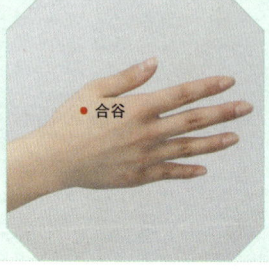

准确找穴 右手拇指、示指张开呈90°，以左手拇指指尖关节横纹压在右手虎口上，指尖点到处即是。

按摩方法　大拇指与示指夹住穴位所在位置的上下方捏揉，每次1~3分钟。
功　　效　常按该穴，能疏风解表，行血活气，通络镇痛。
主　　治　头痛，牙痛，目赤肿痛，发热，感冒，三叉神经痛，咽喉肿痛，腕关节痛等。

阳溪 Yáng xī

精准定位 在腕区，腕背横纹桡侧，大拇指上翘时，拇短伸肌腱与拇长伸肌腱之间的凹陷中处即是。

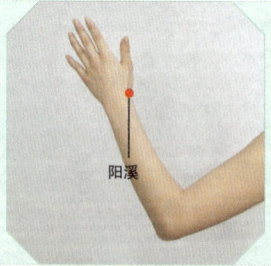

准确找穴 手掌侧放，大拇指伸直向上翘起，手腕背侧桡侧有一凹陷处。

按摩方法　大拇指指尖垂直掐按，每次1~3分钟。
功　　效　它是医治人体头面部疾病的重要穴位，可平肝潜阳，清热散风。
主　　治　头痛，咽喉肿痛，目赤肿痛，牙痛，耳鸣，烟瘾发作，手腕疼痛等。

偏历 Piān lì

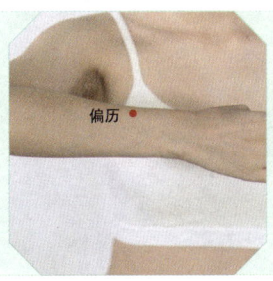

🔘 **精准定位**
在前臂背面桡侧,当阳溪穴与曲池穴连线上,腕横纹上3寸处即是。

🔘 **准确找穴**
两手虎口垂直交叉,中指端落于前臂背面处的凹陷处即是。

按摩方法　大拇指指腹按揉,适度用力,每次1~3分钟。
功　　效　经常按摩,可以平肝潜阳,清热利尿,消肿止痛。
主　　治　目赤,耳鸣,鼻出血,咽喉肿痛,手臂酸痛,腹痛肠鸣,小便不利等。

温溜 Wēn liū

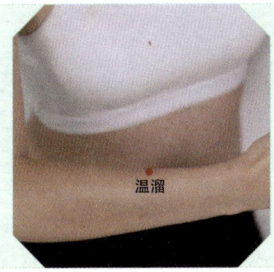

🔘 **精准定位**
在前臂背面桡侧,当阳溪穴与曲池穴连线上,腕横纹上5寸处即是。

🔘 **准确找穴**
先确定阳溪穴的位置,向上量取7横指处即是该穴处即是。

按摩方法　拇指横放穴位处,其余四指握住手臂,拇指指腹向下按压。每次1~3分钟。
功　　效　坚持按摩,可以平肝潜阳,清热止痛。
主　　治　咽喉肿痛,肩背酸痛,肠鸣腹痛等。

下廉 Xià lián

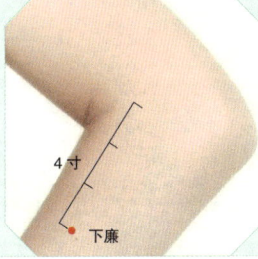

🔘 **精准定位**
在前臂背面桡侧,当阳溪穴与曲池穴连线上,肘横纹下4寸处即是。

🔘 **准确找穴**
先找到上廉穴向下1横指处。

按摩方法　示指和中指并拢,用指腹垂直按压,左右穴各1~3分钟。
功　　效　经常按摩,可以调理肠胃,通经活络,有效祛病保健。
主　　治　头痛,眩晕,目痛,腹胀,腹痛,手、肘、肩无力,肺结核,上肢瘫痪等。

上廉 Shàng lián

精准定位 在前臂背面桡侧,当阳溪穴与曲池穴连线上,肘横纹下3寸处即是。

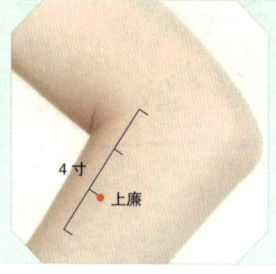

准确找穴 先找到曲池穴、阳溪穴,两者连线,曲池穴向下4横指即是。

按摩方法 示指和中指并拢,指腹垂直按压,每次左右穴各1~3分钟。

功 效 按摩该穴,可祛风止痉,清肠、治便秘。

主 治 半身不遂,手臂麻木,肠鸣,腹痛,头痛,上肢肿痛等。

手三里 Shǒu sān lǐ

精准定位 在前臂,阳溪穴与曲池的连线上,肘横纹下2寸处即是。

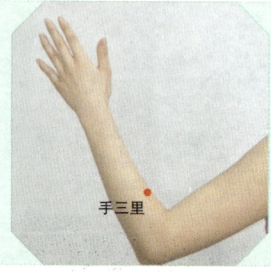

准确找穴 先找到曲池穴、阳溪穴,两者连线,曲池穴向下3横指即是。

按摩方法 常按可通经活络,有助于缓解上肢疲劳、酸痛。

功 效 双手交叉,在胸前呈环抱状,用拇指交替按揉两臂的手三里穴。

主 治 手臂麻木,牙痛,泄泻,肘部疼痛,脘腹胀痛,颈椎病,皮肤瘙痒等。

曲池 Qū chí

精准定位 在肘部的桡侧,当尺泽穴和肱骨外上髁连线的中点处。

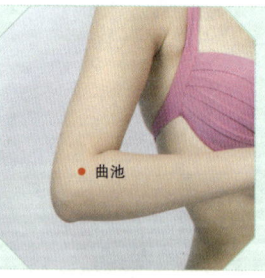

准确找穴 正坐,轻抬右臂,屈肘将手肘内弯,用另一手大拇指下压此处凹陷处即是。

按摩方法 手肘弯曲,另一只手的大拇指指腹按压,其余四指扶手臂。

功 效 它是强壮身体的要穴之一,可宣统经气,清热和营,舒筋活络。

主 治 热病,咽喉肿痛,牙痛,目赤痛,眩晕,前臂疼痛,肘部疼痛,糖尿病等。

第七章 上下肢常用穴位

肘髎 Zhǒu liáo

精准定位 在肘区，髁上嵴的前缘，当肱骨外上髁上缘处。

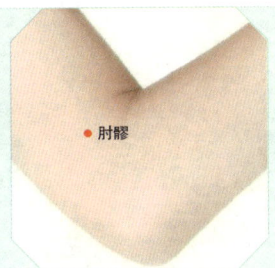

准确找穴 先找到曲池穴，向上量取1寸处即是该穴。

按摩方法 大拇指指腹按揉，每天早晚各1次，每次1~3分钟。
功　　效 按摩该穴，能息风止痉，活络止痛，消肿散结。
主　　治 肩臂肘疼痛，上肢麻木、挛急，上肢瘫痪等。

手五里 Shǒu wǔ lǐ

精准定位 在臂外侧，当曲池穴与肩髃穴连线上，肘横纹上3寸处。

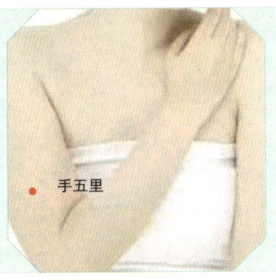

准确找穴 手臂外侧，曲池穴上4横指处。

按摩方法 大拇指指腹按揉，适度用力，左右穴各1~3分钟。
功　　效 经常按摩，可息风止痉，理气散结。
主　　治 肘臂挛痛，瘰疬，上肢不遂，肩周炎，疟疾，咳嗽，吐血，胃脘部胀满等。

臂臑 Bì nào

精准定位 在臂外侧，三角肌前缘处，曲池穴上7寸处。

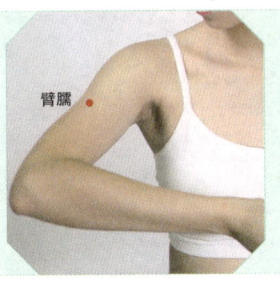

准确找穴 屈肘，紧握拳，在三角肌下端偏内侧，曲池穴上7寸处即是该穴。

按摩方法 大拇指指腹点揉，适度用力，每日2次，每次1~3分钟。
功　　效 坚持按摩，可以镇痛止痛，清热明目，消肿散结。
主　　治 肩臂痛，瘰疬，目痛，肩周炎，颈项拘挛，肩部红肿，颈淋巴结核等。

巨骨 Jù gǔ

精准定位 在肩胛部,锁骨肩峰端与肩胛冈之间凹陷处。

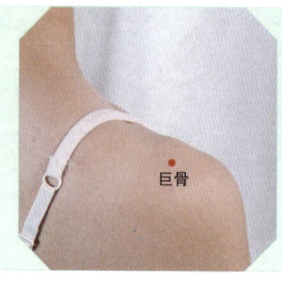

准确找穴 沿着锁骨向外摸至肩峰端,再找背部肩胛冈,两者之间凹陷处。

按摩方法 大拇指指腹按揉,适度用力,左右穴各1~3分钟。
功　　效 经常按摩,可以养护肩部。
主　　治 手臂挛痛,半身不遂,上臂抬举不便等。

极泉 Jí quán

精准定位 在腋区,腋窝中央,腋动脉搏动处即是。

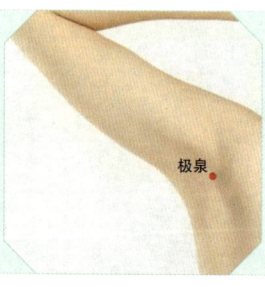

准确找穴 上臂外展,腋窝顶点可触摸到动脉搏动,按压有酸胀感处即是。

按摩方法 大拇指按压,其余四指挟住肩膀,或用中指指尖按压,每次1~3分钟。
功　　效 经常按摩,能宽胸宁神,理气止痛,是治疗冠心病的常用穴。
主　　治 肩臂疼痛,腋臭,胸闷,咽干,喉痒,干呕,胃痛,目黄,乳汁分泌不足等。

青灵 Qīng líng

精准定位 在臂前区,肘横纹上方3寸,肱二头肌的内侧沟中处即是。

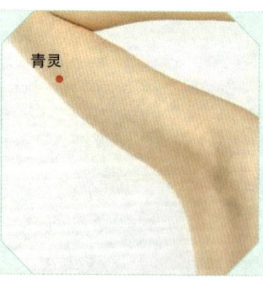

准确找穴 伸臂,确定少海穴与极泉穴位置,从少海穴沿二者连线量4横指处即是。

按摩方法 大拇指指腹按揉,其余四指轻托手臂,左右穴各按揉1~3次。
功　　效 坚持按摩,可利胆退黄,通经活络。
主　　治 头痛,目黄,胁痛,肩臂疼痛,腋下肿痛等。

少海 Shào hǎi

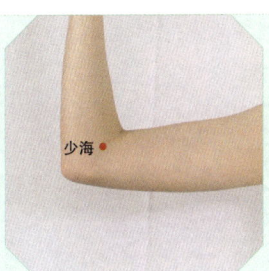

精准定位 在肘前区，横平肘横纹，肱骨内上髁前缘。

准确找穴 屈肘90°，肘横纹内侧端凹陷处即是。

按摩方法　手肘弯曲，另一只手的示指和大拇指指腹揉捏该穴，每次1~3分钟。
功　　效　经常按摩，可理气通络，养心安神，消肿散结。
主　　治　心痛，癫狂，腋下肿痛，肘臂疼痛，眼睛充血，失眠，健忘，颈淋巴结核等。

通里 Tōng lǐ

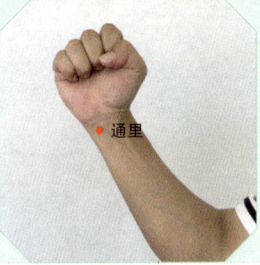

精准定位 在前臂前区，腕掌侧远端横纹上1.5寸，尺侧腕屈肌腱的桡侧缘处即是。

准确找穴 用力握拳，沿两筋（掌长肌腱与桡侧腕屈肌腱）间的凹陷从腕横纹向上1横指处即是。

按摩方法　大拇指指腹按揉，每天早晚各1次，每次1~3分钟。
功　　效　经常按摩，可活络止痛，宁心安神。
主　　治　心痛，心悸，头痛，肘臂挛痛，胃痛，目赤肿痛，扁桃体炎，面赤热等。

灵道 Líng dào

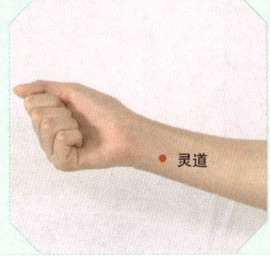

精准定位 在前臂前区，腕掌侧远端横纹上1.5寸，尺侧腕屈肌腱的桡侧缘处即是。

准确找穴 先找到神门穴，再向上2横指。

按摩方法　大拇指指腹按揉，左右穴各1~3分钟。
功　　效　经常按摩，可镇静安神，祛风止痛。
主　　治　头痛，目眩，臂内侧痛，指挛，腕部疼痛，心悸，心痛，扁桃体炎等。

阴郄 Yīn xì

精准定位 在前臂前区，腕掌侧远端横纹上0.5寸，尺侧腕屈肌腱的桡侧缘处即是。

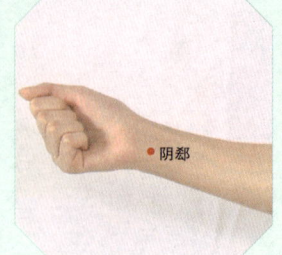

准确找穴 用力握拳，沿两筋（掌长肌腱桡侧腕屈肌腱）间的凹陷从腕横纹向上半横指处。

按摩方法　拇指指腹边转动边按压，每日2次，每次1~3分钟。
功　　效　坚持按摩，可宁心安神，清热止血。
主　　治　心痛，惊悸，盗汗，胃脘部疼痛，吐血，鼻出血，暴喑，虚劳等。

神门 Shén mén

精准定位 腕前区，腕掌侧远端横纹尺侧端，尺侧腕屈肌腱的桡侧凹陷处即是。

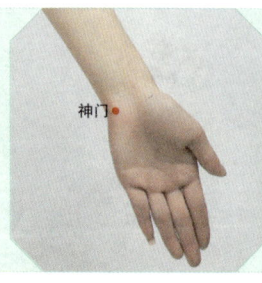

准确找穴 微握拳，另一手四指握住手腕，弯曲大拇指，指甲尖所在的凹陷处即是。

按摩方法　大拇指指尖垂直掐按，先左后右，两穴各掐按1~3分钟。
功　　效　经常按摩，可养心安神，理气止痛，平肝息风。
主　　治　心悸，心烦，健忘，失眠，缓解压力，头痛，头昏，胸闷，腕关节疼痛等。

少府 Shào fǔ

精准定位 在手掌，第4、第5掌骨之间，横平第5掌指关节近端。

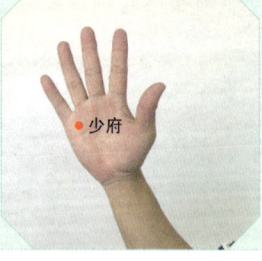

准确找穴 半握拳，小指切压掌心第1横纹上，小指尖所指处即是。

按摩方法　大拇指指尖按压，左右穴各3~5分钟。
功　　效　心经气血在此聚集，经常按摩，可清心泻火，养心安神。
主　　治　胸痛，疝气，心悸，冠心病，外阴瘙痒疼痛，牙齿疼痛，子宫脱垂等。

第七章 上下肢常用穴位

前谷 Qián gǔ

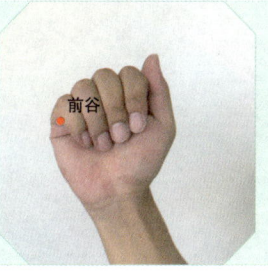

精准定位 在手指，第5掌指关节尺侧远端赤白肉际凹陷中处即是。

准确找穴 握拳，小指掌指关节前有一皮肤皱襞突起，其尖端处即是。

按摩方法　拇指指腹揉按，每日2次，每次1~3分钟。
功　　效　坚持按摩，可清热消肿，安神定志，通络止痛。
主　　治　头痛，咽喉肿痛，口疮，头项急痛，臂痛不得举，腮腺炎，乳腺炎等。

少泽 Shào zé

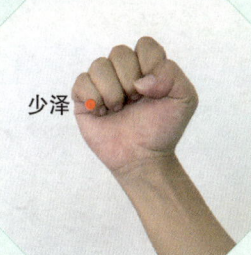

精准定位 在手指，小指末节尺侧，即小指指甲根部的外侧，距指甲根角侧上方0.1寸。

准确找穴 伸小指，沿指甲底部与指尺侧引线，交点处即是。

按摩方法　大拇指和示指夹住该穴，用力按压，每次1~3分钟。
功　　效　按摩该穴，能清热利咽，通乳开窍，明目退翳，是女性保健的重要穴位。
主　　治　头痛，发热，眼睛干涩充血，中风昏迷，耳鸣，耳聋，乳腺炎等。

后溪 Hòu xī

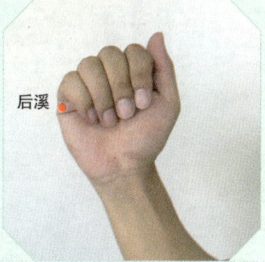

精准定位 在手内侧，第5掌指关节尺侧近端赤白肉际凹陷中处即是。

准确找穴 握拳，小指掌指关节后有一皮肤皱襞突起，其尖端处即是。

按摩方法　大拇指指腹向掌心方向垂直下压，每次1~3分钟。
功　　效　按摩该穴，有清心安神，祛风止痉，镇肝止痛。
主　　治　头项强痛，颈项不得回顾，颈肩部疼痛，肘臂小指拘急疼痛，腰扭伤等。

腕骨 Wàn gǔ

精准定位 在腕区，第5掌骨基底与三角骨之间的赤白肉际凹陷中。

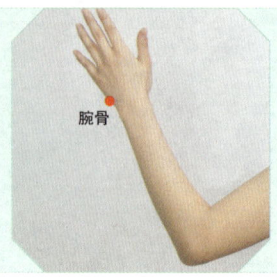

准确找穴 微握拳，掌心向下，由后溪穴向腕部推，摸到两骨结合凹陷处。

按摩方法　用拇指指腹按压，每日2次，每次按压1~3分钟。
功　　效　经常按摩，可理气止痛，除湿降浊，祛风止痉。
主　　治　黄疸，汗不出，前臂痛，头痛，耳鸣，颊颌肿痛，口腔炎，指挛等。

阳谷 Yáng gǔ

精准定位 在腕后区，尺骨茎突与三角骨之间的凹陷中。

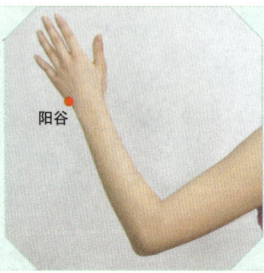

准确找穴 尺骨茎突远端的凹陷中。

按摩方法　大拇指指腹按压，并做圈状按摩，每次按压1~3分钟。
功　　效　按摩该穴位，可明目安神，平肝潜阳，活络止痛。
主　　治　头痛，目眩，高血压，耳鸣，耳聋，热病，癫狂痫，臂外侧痛，癫痫等。

养老 Yǎng lǎo

精准定位 在前臂后区，腕背横纹上1寸，尺骨头桡侧凹陷中处即是。

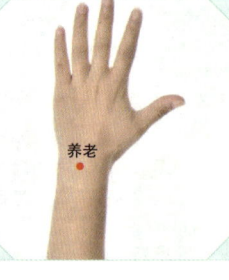

准确找穴 屈腕掌心向胸，沿小指指侧隆起高骨往桡侧推，触及一骨缝处。

按摩方法　示指指尖垂直向下按揉，左右穴各1~3分钟。
功　　效　坚持按摩，可清脑明目，息风止痛，舒筋活络。
主　　治　目视不明，急性腰痛，肘部红肿，腕关节损伤，落枕等。

支正 Zhī zhèng

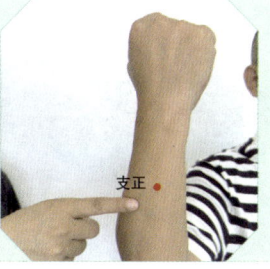

精准定位 在前臂后区,腕背侧远端横纹上5寸,尺骨尺侧与尺侧腕屈肌之间处即是。

准确找穴 屈肘,确定阳谷穴与小海穴位置,取二者连线中点向阳谷侧1横指处即是。

按摩方法　大拇指指腹按揉,力度适中,每日2次,每次1～3分钟。
功　　效　坚持按摩,可安神定志,清热解表,缓痉止痛。
主　　治　腰背酸痛,四肢无力,头痛,目眩,发热恶寒,癫痫,精神病等。

天泉 Tiān quán

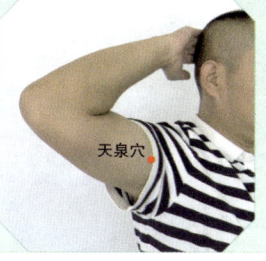

精准定位 在臂前区,腋前纹头下2寸,肱二头肌长、短头之间。

准确找穴 伸肘仰掌,腋前纹头直下3横指,在肱二头肌肌腹间隙中,按压有酸胀感处。

按摩方法　中指指腹按压,每日2次,每次1～3分钟。
功　　效　经常按摩,可宣肺止咳,通络止痛。
主　　治　咳嗽,呃逆,心痛,上臂内侧痛,胸胁胀满,胸背痛等。

曲泽 Qū zé

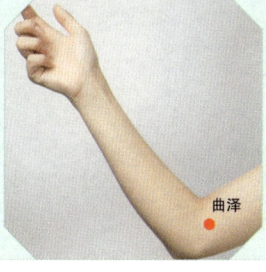

精准定位 在肘前区,肘横纹中,肱二头肌腱尺侧缘凹陷中处即是。

准确找穴 肘微弯,肘弯里可摸到一条大筋,其内侧横纹上可触及凹陷处即是。

按摩方法　用大拇指指腹,边指压边轻轻按揉,每次1～3分钟。
功　　效　坚持按摩,可疏通心络,健脾和胃,止痛止泻。
主　　治　肘臂疼痛,网球肘,胃痛,急性肠胃炎,呕吐,泄泻,胸闷,支气管炎等。

郄门 Xì mén

精准定位 在前臂前区,腕掌侧远端横纹上5寸,在桡侧屈腕肌腱与掌长肌腱之间。

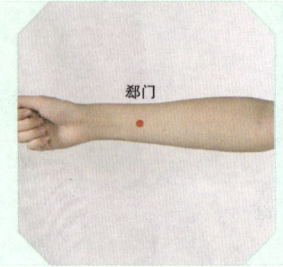

准确找穴 微屈腕握拳,从腕横纹向上3横指,两条索状筋之间是内关穴,再向上4横指处即是。

按摩方法　用左手拇指按定右手郄门,然后右手腕向内转动45°再返回,按摩1分钟。
功　　效　坚持按摩,可宁身安神,涤痰开窍,凉血止血。
主　　治　心绞痛,心动过速或过缓,心律不齐,呕血,鼻塞,鼻出血,乳腺炎等。

间使 Jiān shǐ

精准定位 在前臂前区,腕掌侧远端横纹上3寸,掌长肌腱与桡侧腕屈肌腱之间。

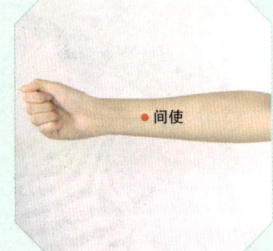

准确找穴 微屈腕握拳,从腕横纹向上4横指,两条索状筋之间即是。

按摩方法　拇指指腹按压,力度适中,左右穴各1~3分钟。
功　　效　按摩该穴,可定悸止惊,清热利湿,宽胸和胃。
主　　治　失眠,健忘,心痛,心肌炎,呕吐,疟疾,感冒,荨麻疹,小儿惊风等。

内关 Nèi guān

精准定位 在前臂前区、腕掌侧远端横纹上2寸,掌长肌腱与桡侧腕屈肌腱之间。

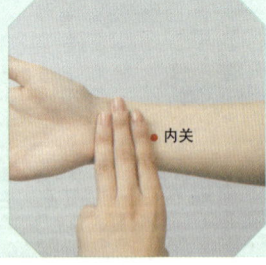

准确找穴 屈肘,微握拳,从腕横纹向上3横指,两条索状筋之间即是。

按摩方法　大拇指指尖垂直掐按1~3分钟,有酸胀、微痛的感觉。
功　　效　长期坚持按摩,可宽胸理气,和胃降逆,养心安神。
主　　治　失眠,烦躁,心绞痛,胸闷,咳嗽,头晕,晕车,冠心病,前列腺疾病等。

第七章 上下肢常用穴位

劳宫 Láo gōng

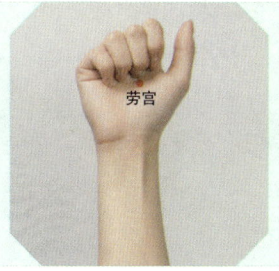

🔘 **精准定位**
在手掌心，第2、第3掌骨之间偏于第三掌骨。

🔘 **准确找穴**
手握拳，中指指尖压在掌心的第一横纹处即是。

按摩方法　大拇指指尖垂直掐按，用力稍重，早晚各1次，每次3~5分钟。
功　　效　坚持按摩，能够涤痰开窍，和胃降逆，它是治疗心脏疾病的主要穴位之一。
主　　治　黄疸，口臭，疲劳，情绪烦躁，缓解压力，心前区闷痛，胃痛，便血等。

中冲 Zhōng chōng

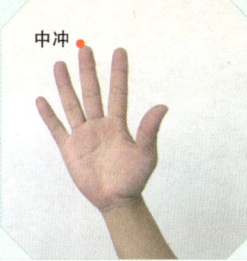

🔘 **精准定位**
手中指指尖中央，距离指甲游离缘0.1寸处。

🔘 **准确找穴**
微曲指，在中指末端最高点取穴处即是。

按摩方法　示指指腹揉按穴位，左右穴位各1~3分钟。
功　　效　按摩该穴，可苏厥开窍，清心泄热，醒神通络。
主　　治　心痛，心悸，中风，中暑，昏迷，晕车，耳聋，小儿惊风，高血压，脑出血。

关冲 Guān chōng

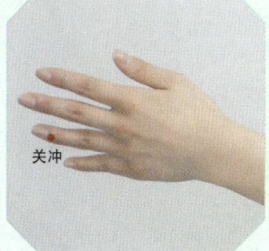

🔘 **精准定位**
在手指，无名指尺侧，距指甲根角侧上方0.1寸，在指甲根部，靠近小指的一侧。

🔘 **准确找穴**
沿无名指指甲底部与侧缘引线的交点处即是。

按摩方法　大拇指指尖垂直掐按，用力稍重，早晚各1次，每次2~3分钟。
功　　效　经常按摩，可清肝泻火，通络止痛。
主　　治　眩晕，咽喉肿痛，慢性咽炎，耳聋，耳鸣，发热，头痛，疟疾，晕车等。

103

液门 Yè mén

精准定位 在手背，第4、第5指间，指蹼缘后方赤白肉际凹陷中。

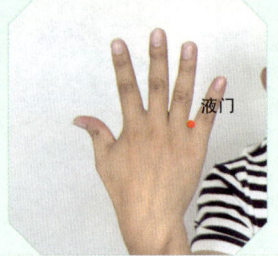

准确找穴 抬臂俯掌，手背部第4、第5指缝间掌指关节前可触及一凹陷处即是。

按摩方法 大拇指指尖垂直掐按，用力稍重，有酸胀感，每次1～3分钟。
功　　效 经常按摩，可清肝泻火，豁痰开窍，通络止痛。
主　　治 手背红肿，五指拘挛，腕部无力，口干，咽痛，热病汗不出，疟疾等。

外关 Wài guān

精准定位 在前臂后区，腕背侧远端横纹上2寸，尺骨与桡骨间隙中点。

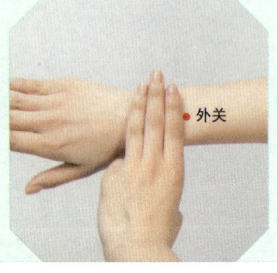

准确找穴 抬臂俯掌，掌腕背横纹中点直上3横指，前臂两骨头之间的凹陷处即是。

按摩方法 大拇指指腹按压，每日2次，每次1～3分钟。
功　　效 经常按摩，可清热消肿，散瘀止痛，养阴生津。
主　　治 上肢疼痛，胸胁痛，颈椎病，三叉神经痛，肘部僵直，耳鸣，前列腺疾病等。

会宗 Huì zōng

精准定位 在前臂后区，腕背侧远端横纹上3寸，尺骨的桡侧缘。

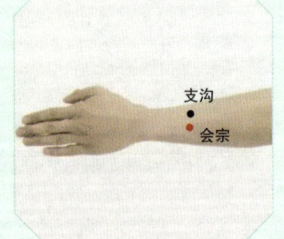

准确找穴 掌腕背横纹中点直上4横指，支沟尺侧，尺骨桡侧，大拇指指侧按压有酸胀感处。

按摩方法 大拇指指腹按压，力度适中，每日2次。
功　　效 经常按摩，可清热化痰，温通经脉。
主　　治 偏头痛，耳聋，耳鸣，咳喘，胸满，臂痛等。

三阳络 Sān yáng luò

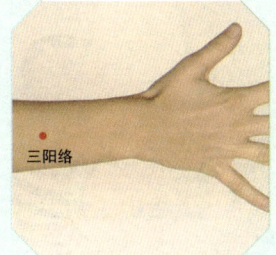

精准定位 在前臂后区，腕背侧远端横纹上4寸，尺骨与桡骨间隙中点。

准确找穴 先找到支沟穴，直上1横指，前臂两骨头之间凹陷处即是。

按摩方法　大拇指指腹按压，每日2次，每次左右穴各按压1～3分钟。
功　　效　经常按摩，可清肝泻火，通络镇痛。
主　　治　暴喑，耳聋，手臂及肘部酸痛不举，龋牙痛，脑血管病后遗症等。

四渎 Sì dú

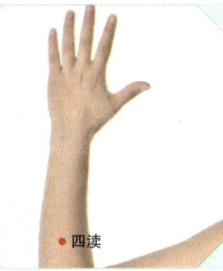

精准定位 在前臂后区，肘尖下5寸，尺骨与桡骨的间隙中点处即是。

准确找穴 先找到阳池穴，其与肘尖连线上。肘尖下先4横指，再3横指处即是。

按摩方法　大拇指指腹按压，每日早、晚各1次，每次1～3分钟。
功　　效　常按可疏风清热，通络止痛。
主　　治　耳聋，耳鸣，下牙痛，头痛，眼疾，肩臂或肘关节疼痛等。

天井 Tiān jǐng

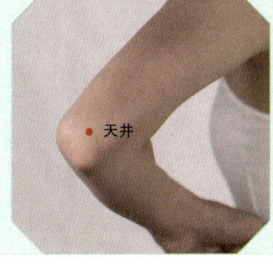

精准定位 在肘后区，肘尖上1寸凹陷中。

准确找穴 屈肘，肘尖直上1横指的凹陷处即是。

按摩方法　中指垂直下按，左右穴各按1～3分钟。
功　　效　经常按摩，可疏肝散结，清肝泻火，通经活络。
主　　治　肘部及肩臂疼痛，落枕，颈项淋巴结核，偏头痛，耳聋，耳鸣，眼疾等。

臑会 Nào huì

精准定位 在臂后区，肩峰角下3寸，三角肌的舌下缘。

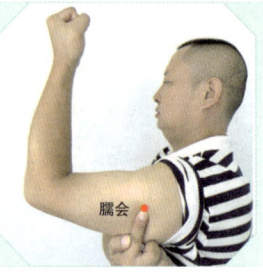

准确找穴 先找到肩髎穴，其与肘尖连线上，肩髎穴下4横指处即是。

按摩方法　手指指腹按压，力度适中，每次1～3分钟。
功　　效　长期按摩，能清热泻火，活血化瘀。
主　　治　肩臂痛，肩胛肿痛，背痛，甲状腺肿大，目疾等。

中渚 Zhōng zhǔ

精准定位 在手背，第4、第5掌骨之间，第4掌指关节近端凹陷处。

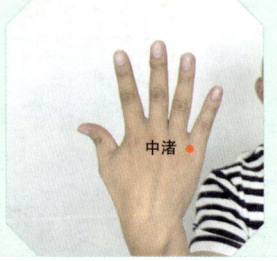

准确找穴 抬臂俯掌，手背部第4、第5指指缝间掌指关节后可触及一凹陷处即是。

按摩方法　大拇指与示指上下夹按，可配合呼吸，每天早、晚各2次，每次1～3分钟。
功　　效　坚持按摩，能开窍、舒筋、止痛。
主　　治　眩晕，耳聋，耳鸣，热病汗不出，咽喉肿痛，颈项疼痛，肋间神经痛等。

阳池 Yáng chí

精准定位 在腕后区，腕背侧远端横纹上，指总伸肌腱的尺侧凹陷中。

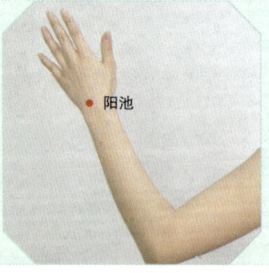

准确找穴 抬臂垂腕，背面，由第4掌骨向上推至腕关节横纹，可触及凹陷处即是。

按摩方法　大拇指指腹按压，示指固定手腕，每次1～3分钟。
功　　效　长期按摩，可清热消肿，通经活络，补益阳气。
主　　治　手腕挫伤，腕关节损伤、红肿，前臂及肘部疼痛，糖尿病，疟疾，腹痛等。

肘尖 Zhǒu jiān

精准定位 在肘后部,屈肘时,尺骨鹰嘴尖端处。

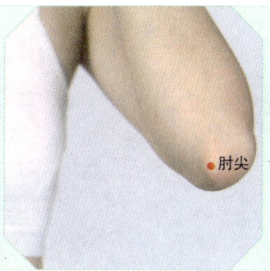

准确找穴 屈肘,摸到肘关节的最尖端处。

按摩方法　示指指腹揉按穴位,每次1~3分钟。
功　　效　按摩该穴,能清热解毒,软坚散结。
主　　治　颈淋巴结结核,痈疽,疥疮等。

支沟 Zhī gōu

精准定位 在前臂后区,腕背侧远端横纹上3寸,前臂尺骨与桡骨间隙中点处即是。

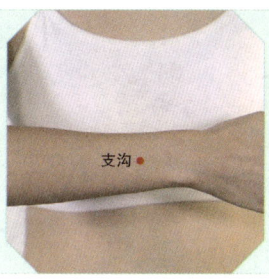

准确找穴 抬臂俯掌,掌腕背横纹中点直上4横指,前臂两骨头之间的凹陷处即是。

按摩方法　大拇指指腹垂直地用力按压,左右穴各按压1~3分钟。
功　　效　经常按摩,可疏肝理气,活血止痛。
主　　治　四肢水肿,胸胁痛,便秘,心绞痛,闭经,产后乳汁分泌不足,耳聋等。

二白 Èr bái

精准定位 在前臂前区,腕掌侧远端横纹上4寸,桡侧腕屈肌腱两侧,每臂2穴。

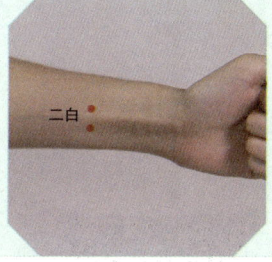

准确找穴 握拳,大拇指指侧一筋凸起,腕横纹直上2个3横指处与筋交点两侧即是。

按摩方法　拇指指腹按压,每次1~3分钟。
功　　效　常按能提肛消痔,还可以局部止痛。
主　　治　脱肛,痔疮,前臂神经痛,胸胁痛等。

大陵 Dà líng

精准定位 在腕前区,腕掌远端侧横纹中,桡侧腕屈肌腱与掌长肌腱之间的凹陷处。

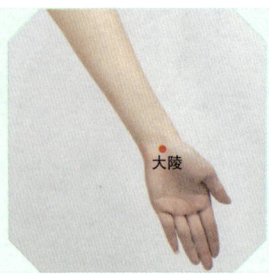

准确找穴 微屈腕握拳,在腕横纹上,两条索状大筋之间。

按摩方法　大拇指指尖用力掐按,有刺痛的感觉,每天早晚各1次,每次1~3分钟。
功　　效　经常按摩,可宁神安心,调和脾胃,清热凉血。
主　　治　失眠,神经衰弱,手指麻木,腕关节损伤,牙龈肿痛,咽炎,扁桃体炎等。

少冲 Shào chōng

精准定位 在手指,小指末节桡侧,距指甲根角侧上方0.1寸,小指指甲根部的内侧,靠近无名指一侧。

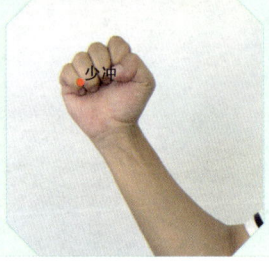

准确找穴 伸小指,沿指甲底部与指桡侧引线交点处即是。

按摩方法　大拇指指尖按压,左右穴各3~5分钟。
功　　效　经常按摩,可开窍醒脑,祛风止痉。是休克时的急救穴。
主　　治　心悸,心痛,癫狂,情绪低落,肋间神经痛,中风昏迷,烦满,疝气等。

腰痛点 Yāo tòng diǎn

精准定位 在手背,当第2、第3掌骨及第4、第5掌骨间,腕背侧远端横纹与掌指关节中点处即是。

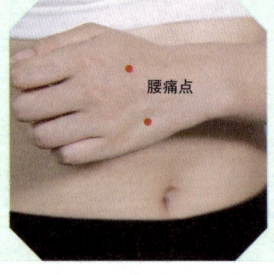

准确找穴 手背第2、第3掌骨间,第4、第5掌骨间,当掌背中点的凹陷处即是。

按摩方法　拇指和中指拿捏,每次1~3分钟。
功　　效　经常按摩,能够舒筋止痛,活血化瘀。
主　　治　急性腰扭伤,头痛,目眩,耳鸣,气喘等。

外劳宫 Wài láo gōng

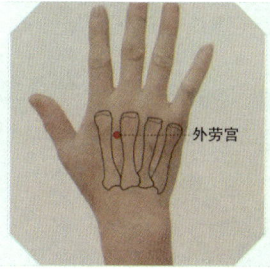

精准定位 在手背，第2、第3掌骨间，掌指关节后0.5寸凹陷中。

准确找穴 手背第2、第3掌骨间从掌指关节向后半横指处即是。

按摩方法　手指指腹按压，力度适中。
功　　效　经常按摩，可舒筋活络，活血化瘀，祛风止痛。
主　　治　落枕，颈椎病，肩臂痛，手臂痛，偏头痛，胃痛，咽喉肿痛，口腔溃疡等。

八邪 Bā xié

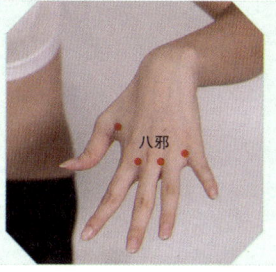

精准定位 在手背，第1~5指间，指蹼缘后方赤白肉际处，左右共8穴。

准确找穴 手背，第1~5指间，两手指根部之间，皮肤颜色深浅交界处。

按摩方法　手指点揉该穴，每次1~3分钟。
功　　效　经常按摩，可祛风通络，清热消肿。
主　　治　手指拘挛，手指麻木，头痛，咽痛等。

四缝 Sì fèng

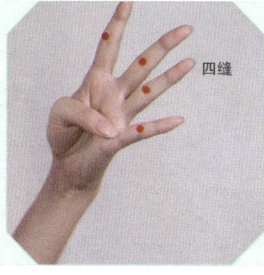

精准定位 在手指，第2~5指指掌面近侧指间关节横纹的中点，共8穴。

准确找穴 仰掌，手掌侧，第2~5指近端指间关节横纹的中点即是。

按摩方法　拇指或中指，以指腹按压穴位，每次3~5分钟。
功　　效　按摩该穴，可健脾消积，祛痰导滞。
主　　治　失眠，神经衰弱，痛风，腹痛，腹胀，咽痛，咳嗽，恶心，呕吐，呃逆等。

十宣 Shí xuān

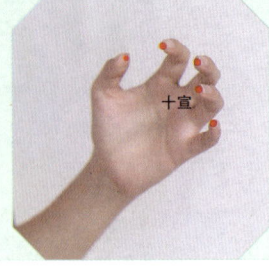

精准定位 手指的十个指端，距甲缘0.1寸，左右一共10穴。

准确找穴 仰掌，十指微曲，在十指尖端，指甲游离缘尖端处即是。

按摩方法 用拇指和示指分别捏揉该穴15～20分钟，双手交替进行。

功　效 按摩该穴，可清热开窍，醒神。

主　治 急性咽喉炎，急性胃肠炎，高血压，癫痫，抽搐，高热，昏迷，休克等。

中泉 Zhōng quán

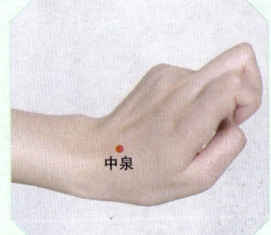

精准定位 在前臂后区，腕背侧远端横纹上，指总伸肌腱桡侧的凹陷中。

准确找穴 手用力撑开，总伸肌腱与腕背横纹交点靠大拇指指侧的凹陷处。

按摩方法 中指指腹揉按，每次1～3分钟。

功　效 经常按摩，可降逆止呕，舒胸止痛。

主　治 支气管炎，支气管哮喘，胃炎，肠炎等。

中魁 Zhōng kuí

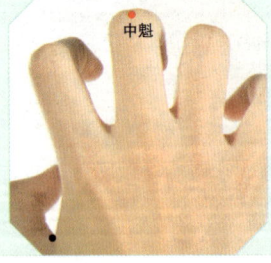

精准定位 在手指，中指背面，近侧指间关节的中点处。

准确找穴 中指背侧靠近心脏端的指间关节中点处即是。

按摩方法 拇指和中指拿捏，每次1～3分钟。

功　效 经常按摩，可降逆消食，舒胸止呕。

主　治 反胃，呕吐，急性胃炎，贲门梗阻，鼻出血等。

第七章 上下肢常用穴位

大骨空 Dà gǔ kōng

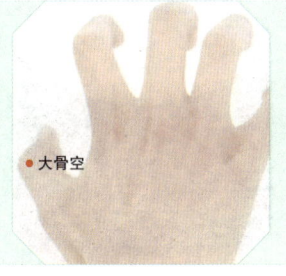

精准定位 在手指,大拇指背面,指间关节的中点处。

准确找穴 握拳,大拇指翘起,大拇指指关节背侧横纹中点处即是。

按摩方法　拇指和中指拿捏,每次1~3分钟。
功　　效　经常按摩,可退翳明目。
主　　治　结膜炎,角膜炎,白内障,目痛,鼻出血,急性胃肠炎,吐泻等。

下肢穴位

人体下肢部位分布着6条经络,分别是胃经、脾经、膀胱经、肾经、肝经、胆经。每天坐在椅子上,双腿平放,双手握拳敲大腿两侧。左右各100次,时间为2~3分钟,力度适中。不仅能把体内寒气、湿气逼出来,还可以缓解身体疲劳,提高免疫力。

小肠俞 Xiǎo cháng shū

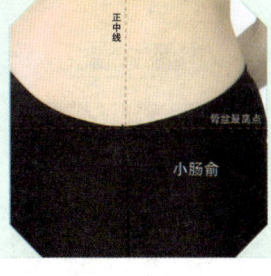

精准定位 在骶部,平第1骶后孔,骶正中嵴旁开1.5寸。

准确找穴 两侧髂棘高点连线与脊柱交点,往下推2个椎体,旁开2横指处即是。

按摩方法　中指指腹按压,每次1~3分钟。
功　　效　经常按摩,可清利下焦湿热,通调二便。
主　　治　小便赤涩,遗尿,尿闭,大便脓血,便秘,腰椎间盘突出症,胃下垂等。

膀胱俞 Páng guāng shū

精准定位 在骶部，平第2骶后孔，骶正中嵴旁开1.5寸。

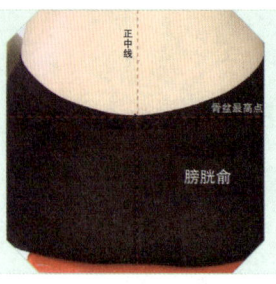

准确找穴 两侧髂棘高点连线与脊柱交点，往下推3个椎体，旁开2横指处即是。

按摩方法　中指指腹按压，左右穴各1~3分钟。
功　　效　常按可补益脾肾，温肾固摄。
主　　治　腰骶酸软或疼痛，盆腔炎，阴部湿痒肿痛，遗精，前列腺疾病，小便赤涩等。

上髎 Shàng liáo

精准定位 在骶部，正对第1骶后孔处。

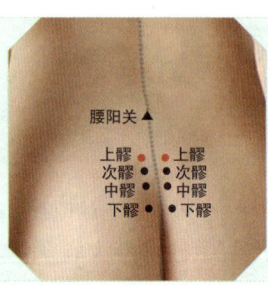

准确找穴 俯卧，除拇指外四指分别按于骶骨第1~4骶椎棘突上，向外侧移1横指，示指位置即是。

按摩方法　用中指指腹按压，力度适中，左右穴各1~3分钟。
功　　效　经常按摩，可补脾益肾，通络止痛。
主　　治　大小便不利，月经不调，带下，子宫脱垂，遗精，阳痿，腰扭伤，脱发等。

次髎 Cì liáo

精准定位 在骶部，正对第2骶后孔处。

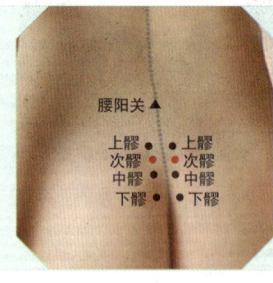

准确找穴 俯卧，除拇指外四指分别按于骶骨第1~4骶椎棘突上，向外侧移1横指，中指位置即是。

按摩方法　中指指腹按压，每次1~3分钟。
功　　效　按摩该穴，可温经止痛，调补气血，健脾除湿。
主　　治　月经不调，白带过多，腰脊痛，痛经，遗精，腰扭伤，肠鸣泄泻，脱发等。

中髎 Zhōng liáo

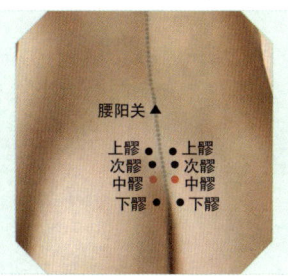

精准定位 在骶部，正对第3骶后孔处。

准确找穴 俯卧，除拇指外四指分别按于骶骨第1～4骶椎棘突上，向外侧移1横指，无名指位置即是。

按摩主法 中指指腹按压，还可配合肾俞穴、膀胱俞穴、关元穴、中极穴。

功　　效 经常按摩，可补益脾肾，温阳通便。

主　　治 腰骶部疼痛，大小便不利，腹胀，下痢，月经不调，腰膝酸软，脱发等。

下髎 Xià liáo

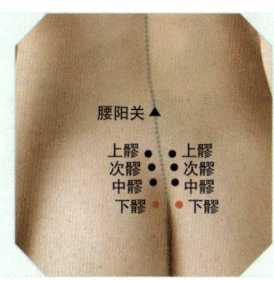

精准定位 在骶部，正对第4骶后孔处。

准确找穴 俯卧，除拇指外四指分别按于骶骨第1～4骶椎棘突上，向外侧移1横指，小指位置即是。

按摩方法 中指指腹按压，每次1～3分钟。

功　　效 按摩该穴，可补益脾肾，温阳通便，强腰利湿。

主　　治 小腹急痛，大便下血，腰痛不得转侧，白带过多，痛经，盆腔炎，脱发等。

会阳 Huì yáng

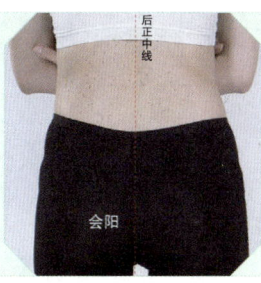

精准定位 在骶部，尾骨端旁开0.5寸。

准确找穴 顺着脊柱向下摸到尽头，旁开半横指处即是。

按摩方法 中指指腹揉按，每次左右各1～3分钟。

功　　效 按摩该穴，可清热利湿，化瘀止血。

主　　治 泻痢不止，痔疮，便血，阳痿，带下病，阴部汗湿瘙痒等。

胞肓 Bāo huāng

精准定位 在骶部，平第2骶后孔，骶正中嵴旁开3寸。

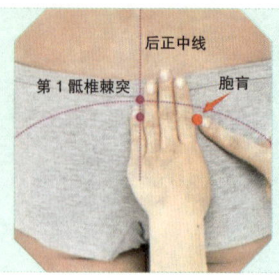

准确找穴 先取次髎穴，与其同水平，后正中线旁开4横指处即是。

按摩方法　手指指腹按压，左右穴各1~3分钟。
功　　效　经常按摩，可温运脾阳，补肾强腰，利水消肿。
主　　治　肠鸣，腹胀，便秘，小便涩痛，膀胱炎，腰脊强痛等。

秩边 Zhì biān

精准定位 在骶部，平第4骶后孔，骶正中嵴旁开3寸。

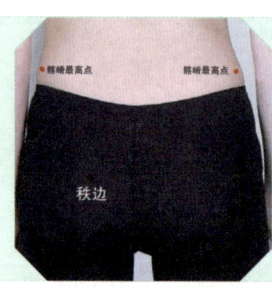

准确找穴 先取下髎穴，与其同水平，后正中线旁开4横指处即是。

按摩方法　手指指腹按压，还可配合肾俞、关元俞等穴，效果更佳。
功　　效　经常按摩，可疏通经络，强健腰膝。
主　　治　小便不利，便秘，痔疮，腰骶痛，下肢痿痹，坐骨神经痛等。

居髎 Jū liáo

精准定位 在臀区，髂前上棘与股骨大转子最凸点连线的中点处。

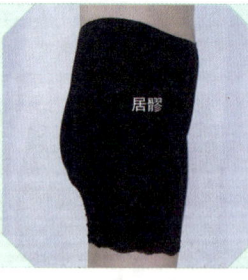

准确找穴 股骨大转子是髋部最隆起处，髂前上棘与股骨大转子二者连线中点即是。

按摩方法　拇指指腹按压或自上而下摩动，力度适中，左右穴各1~3分钟。
功　　效　常按可舒筋活络，除湿止痛。
主　　治　腰腿痹痛，瘫痪，腰痛，髋关节炎，足痿，疝气，睾丸炎，肾炎，膀胱炎等。

第七章 上下肢常用穴位

环跳 Huán tiào

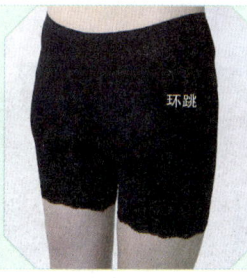

精准定位 在臀部,当股骨大转子最凸点与骶管裂孔连线的外1/3与中1/3交点处。

准确找穴 股骨大转子最高点与骶管裂孔作一直线,外1/3与内2/3的交点处即是。

按摩方法　大拇指指腹按压,稍用力,每次左右穴各按摩3～5分钟。
功　　效　经常按摩,可以祛风散寒,强健腰腿。
主　　治　半身不遂,下肢痿痹,荨麻疹,膝踝肿痛不能转侧,坐骨神经痛等。

会阴 Huì yīn

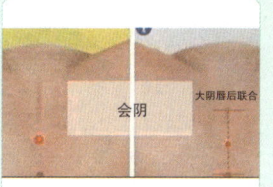

精准定位 在会阴部,男性在阴囊根部与肛门连线的中点;女性在大阴唇后与肛门连线的中点。

准确找穴 仰卧屈膝,在会阴部,取二阴连线的中点即是。

按摩方法　手指指腹按压,左右穴各1～3分钟。
功　　效　经常按摩,可以通调二阴,调神镇惊。
主　　治　便秘,痛经,月经不调,闭经,子宫脱垂,阴缩,产后昏迷不醒等。

长强 Cháng qiáng

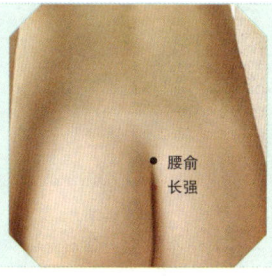

精准定位 在会阴部,尾骨下方,尾骨尖端与肛门之间的中点处即是。

准确找穴 在尾骨端下方,尾骨尖端与肛门连线的中点。

按摩方法　双手搓热,顺着腰椎骨往下搓,每天晚上睡觉前搓100下,以有热感为宜。
功　　效　按摩该穴,能调理大肠,通淋止痛,安神止痉。
主　　治　腰骶尾部疼痛,痔疮,便秘,泄泻,便血,脱肛,白带过多,阴囊湿疹等。

腰俞 Yāo shū

精准定位 在骶部，正对骶管裂孔，后正中线上。

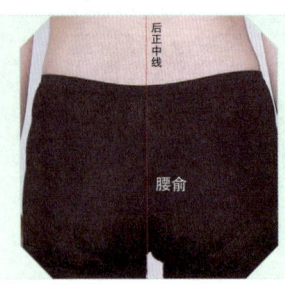

准确找穴 后正中线上，顺着脊柱向下，正对骶管裂孔处。

按摩方法 手指指腹按压，左右穴各1～3分钟。
功　　效 经常按摩，可补益肾气，强腰止痛，行气活血。
主　　治 腰腹冷痛，腰脊痛，坐骨神经痛，痛经，月经不调，慢性盆腔炎，痔疮等。

髀关 Bì guān

精准定位 在股前区，骨直肌近端、缝匠肌与阔筋膜张肌3条肌肉之间凹陷中处即是。

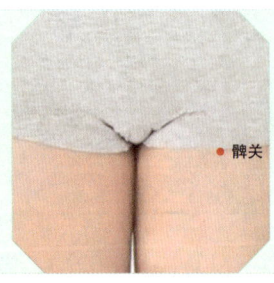

准确找穴 大腿前髂前上棘与髌底外缘的连线上，与会阴水平线的交点的交点即是。

按摩方法 双手拇指置于该穴，其余四指分置两侧，用两拇指进行按压，1～3分钟。
功　　效 按摩该穴，可缓痉止痛，强腰膝。
主　　治 腰膝疼痛，膝寒，下肢酸软麻木，萎痹，股内筋急，不得屈伸等。

伏兔 Fú tù

精准定位 在股前区髂前上棘与髌骨外侧端连线上，髌底上缘上6寸。

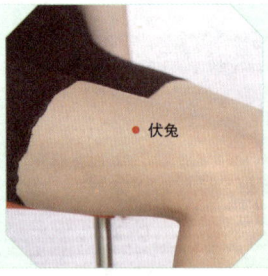

准确找穴 耻骨联合上缘与髌骨外缘连线上，髌骨上缘向上量取两个4横指处即是。

按摩方法 用大拇指或示指指腹点按1～3分钟。
功　　效 坚持按摩，可舒筋通络，养护心脏。
主　　治 心慌，心动过速，大腿臃肿肥胖，腰胯疼痛，下肢酸软，股膝寒冷等。

阴市 Yīn shì

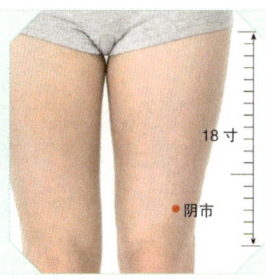

精准定位 在股前区,髌底上3寸,股直肌肌腱外侧缘。

准确找穴 下肢伸直,髌底外侧直上量4横指,按压有痛感处即是。

按摩方法　大拇指指腹按压1~3分钟,力度适中。
功　　效　按摩该穴,可缓痉止痛,通经活络。
主　　治　腿膝冷痛,麻痹,腰痛,下肢不遂,腹胀,腹痛,脚气等。

梁丘 Liáng qiū

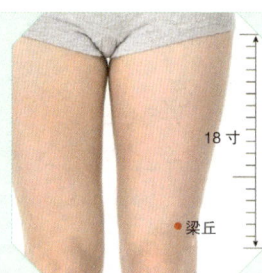

精准定位 在股前区,髌底上2寸,骨外侧肌和股直肌肌腱之间。

准确找穴 坐位,下肢用力蹬直,髌骨外上缘上方凹陷正中处即是。

按摩方法　大拇指或示指指腹按揉,用力稍重,每次1~3分钟。
功　　效　按摩该穴,能理气和胃,缓痉止痛。
主　　治　急性胃痛,乳痛,膝关节肿痛,腰痛,膝关节炎,股部疼痛,肠鸣泄泻等。

犊鼻 Dú bí

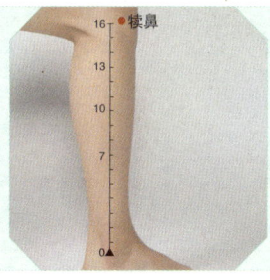

精准定位 在膝前区,髌韧带外侧凹陷中。

准确找穴 坐位,下肢用力蹬直,膝盖下面外侧凹陷处。

按摩方法　大拇指或示指指腹按压,用力稍重。两穴各按3~5分钟。
功　　效　常按该穴,可息风止痉,消肿止痛,通经活络。
主　　治　膝肿痛,膝关节炎,膝脚腰痛,冷痹不仁,脚气等。

足三里 Zú sān lǐ

精准定位 在小腿前外侧,犊鼻穴下3寸。

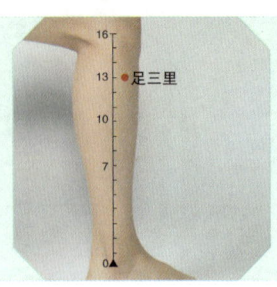

准确找穴 站位弯腰,同侧手虎口围住髌骨上外缘,余四指向下,中指指尖处即是。

按摩方法　用中间三指的指腹刺激,按、压、揉、搓皆可。
功　　效　经常按摩,能健脾和胃,扶正培元,为长寿第一保健要穴。
主　　治　胃痛,呕吐,腹胀,胃下垂,慢性胃炎,头晕,失眠,下肢不遂,脂肪肝等。

上巨虚 Shàng jù xū

精准定位 在小腿外侧,犊鼻穴下6寸,距胫骨前缘1寸。

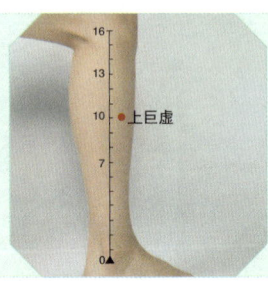

准确找穴 先找到足三里穴,向下4横指,凹陷处即是。

按摩方法　大拇指或示指指腹垂直按压1~3分钟,用力稍重。
功　　效　经常按摩,能行气止痛,调和肠胃。
主　　治　腰膝酸痛,下肢水肿,膝部肿痛,胃痛,便秘,食欲不振,高血压等。

条口 Tiáo kǒu

精准定位 在小腿外侧,犊鼻穴下8寸,距胫骨前缘1寸。

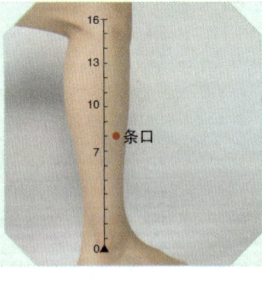

准确找穴 先找到犊鼻穴,再找到解溪穴,二者连线的中点即是该穴。

按摩方法　大拇指指腹按揉,每次左右穴各3~5分钟,每天2次。
功　　效　经常按摩,能温经通阳,舒筋活络,理气和中。
主　　治　肩背痛,肩周炎,手脚麻木,小腿肿痛,脘腹疼痛,转筋,脚气等。

下巨虚 Xià jù xū

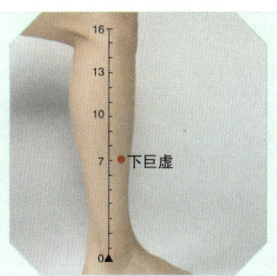

精准定位 在小腿外侧，犊鼻穴下9寸，距胫骨前缘1寸。

准确找穴 先找到条口穴，向下量1横指，凹陷处即是。

按摩方法 大拇指或示指指腹垂直按压，用力稍重，每次1~3分钟。

功　　效 常按该穴，可调肠胃，安神志。

主　　治 小腹疼痛，喉痹，胃脘痛，偏风，风寒湿痹，脚气痛，胰腺炎，宿醉等。

丰隆 Fēng lóng

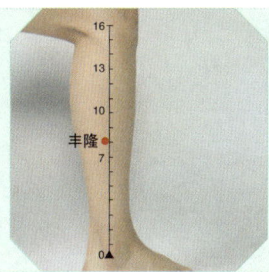

精准定位 在小腿外侧，外踝尖上8寸，胫骨前肌的外缘。

准确找穴 先找到条口穴，向后量1横指，按压有沉重感处即是。

按摩方法 大拇指指压，示指配合做扭拧的动作，或用中间三指按压，每次1~3分钟。

功　　效 经常按摩，可健脾化痰，和胃降逆，开窍。

主　　治 咳嗽，痰多，哮喘，头痛，眩晕，高血压，高脂血症，肥胖，肩周炎等。

解溪 Jiě xī

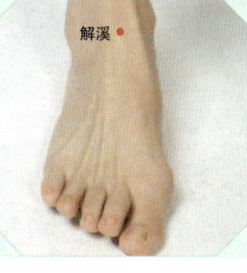

精准定位 在踝区，踝关节前面中央凹陷中，长伸肌腱与趾长伸肌腱之间处即是。

准确找穴 足背与小腿交界处的横纹中央凹陷处，足背两条肌腱之间即是。

按摩方法 拇指指腹或示指指腹垂直按压，稍用力，每日2次，每次两穴各3~5分钟。

功　　效 按摩该穴，可祛风止痛，清热化痰，舒筋活络。

主　　治 踝关节及周围软组织疾患，前额头痛，腹胀，便秘，脑供血不足等。

冲阳 Chōng yáng

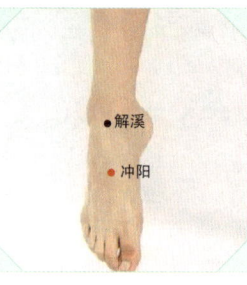

精准定位 在足背,第2跖骨基底部与中间楔状骨关节处,足背动脉搏处。

准确找穴 在足背最高处,两条肌腱之间,按之有动脉搏动处即是。

按摩方法　拇指或示指指腹垂直按压,每日2次,每次两穴各3～5分钟。
功　　效　经常按摩,可和胃化痰,消肿止痛。
主　　治　食欲不振,牙痛,呕吐,腹胀,关节疼痛,半身不遂,足跗部肿痛等。

陷谷 Xiàn gǔ

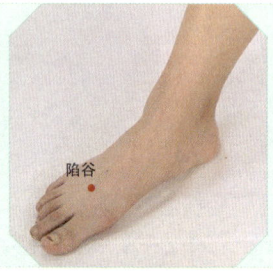

精准定位 在足背,第2、第3跖骨间,第2跖趾关节近端凹陷中。

准确找穴 足背第2、第3跖骨结合部前方凹陷处,按压有酸胀感处即是。

按摩方法　示指指腹垂直按压,每日2次,每次两穴各1～3分钟。
功　　效　坚持按摩,可以清热解表,消肿止痛,涩肠止泻。
主　　治　面目水肿,目赤肿痛,鼻炎,胃下垂,腹痛,肠鸣腹泻,足背肿痛等。

内庭 Nèi tíng

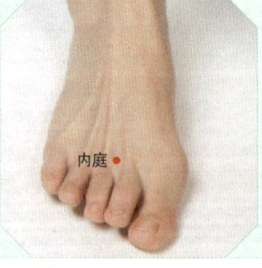

精准定位 在足背,第2趾与第3趾之间,趾蹼缘后方赤白肉际处。

准确找穴 足背第2、第3趾之间,皮肤颜色深浅交界处。

按摩方法　示指指腹垂直按压,力度稍重,每日按摩2次。
功　　效　按摩该穴,能清泻肠胃湿热。
主　　治　牙痛,口角歪斜,头痛,咽喉肿痛,足背肿痛,鼻出血,腹痛,腹泻等。

厉兑 Lì duì

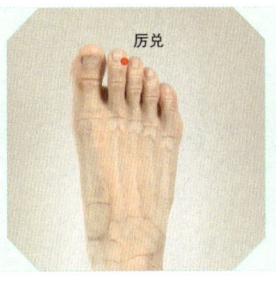

精准定位 在足趾，第2趾末节外侧，趾甲根角侧舌方0.1寸（指寸）。

准确找穴 足背第3趾趾甲外侧缘与趾甲下缘各作一条垂线，交点处即是。

按摩方法　用大拇指和示指捏住第2趾末节两侧，用力按压1~3分钟。
功　　效　坚持按摩，可宁心安神，清热和胃。
主　　治　多梦，晕厥，热病汗不出，胃痛，便秘，便血，水肿，黄疸，足背肿痛等。

隐白 Yǐn bái

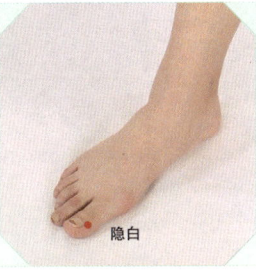

精准定位 在足趾，大趾末节内侧，趾甲根角侧后方0.1寸（指寸）。

准确找穴 足大趾趾甲内侧缘与下缘各作一垂线之交点处。

按摩方法　大拇指指尖垂直掐按，左右穴各1~3分钟。
功　　效　常按可行气止痛，调经止血，健脾回阳。
主　　治　月经过多，崩漏，腹胀，便血，尿血，多梦，惊风，昏厥等。

大都 Dà dū

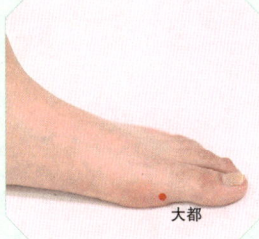

精准定位 在足趾，第1跖趾关节前下方赤白肉际凹陷中。

准确找穴 足大趾与足掌所构成的关节，前下方掌背交界线凹陷处即是。

按摩方法　大拇指指尖垂直掐按，左右穴各按摩1~3分钟。
功　　效　坚持按摩，可理气和胃，宁心安神。
主　　治　腹胀，腹痛，胃痛，消化不良，泄泻，便秘，胸满，心烦等。

太白 Tài bái

精准定位 在足内侧缘，第1跖骨关节近端赤白肉际凹陷处即是。

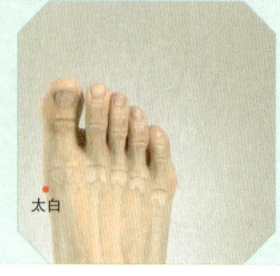

准确找穴 足大趾与足掌所构成的关节，后下方掌背交界线凹陷处即是。

按摩方法 大拇指指腹向前推按，同时轻轻旋转，每次1～3分钟。

功　　效 常按该穴，可调脾和胃，行气止痛，清热化湿。

主　　治 脾胃虚弱，胃痛，腹胀，呕吐，消化不良，腹痛，泻痢，肠鸣，便秘等。

公孙 Gōng sūn

精准定位 足内侧缘，第1跖骨底的前下缘，赤白肉际处。

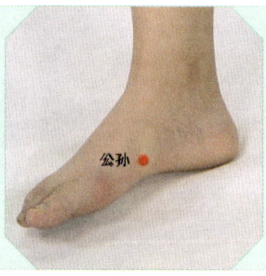

准确找穴 足大趾与足掌所构成的关节内侧，弓形骨后端下缘凹陷处。

按摩方法 大拇指指腹垂直按揉，每天早晚各按摩1次。

功　　效 能健脾开胃，涩肠止泻，宁心安神。

主　　治 食欲不振，胃痛，腹胀，消化不良，肠鸣，泄泻，失眠等。

商丘 Shāng qiū

精准定位 在踝区，内踝前下方，舟骨结节与内踝尖连线中点凹陷中。

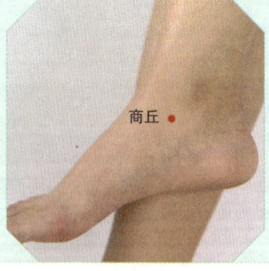

准确找穴 足内踝前下方凹陷处即是。

按摩方法 大拇指指腹垂直按揉，每天早晚各1次，每次1～3分钟。

功　　效 常按该穴，可散发脾热，健脾利湿，宁心安神。

主　　治 两脚无力，脚踝痛，腹胀，肠鸣，泄泻，黄疸，多梦，小儿癫痫，痔疮等。

三阴交 Sān yīn jiāo

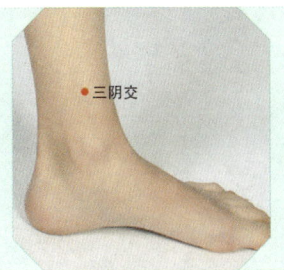

● 三阴交

精准定位 在小腿内侧,足踝尖上3寸,胫骨内后缘。

准确找穴 小指下缘靠内踝尖上,示指上缘所在水平线与胫骨后缘交点。

按摩方法　大拇指指尖垂直按压,力度适中,每次1~3分钟。
功　　效　按摩该穴,能健脾和胃,补益肝肾,调经止带,涩精止遗。
主　　治　月经不调,肥胖,高血压,痛经,带下,更年期综合征,黄褐斑,早泄等。

漏谷 Lòu gǔ

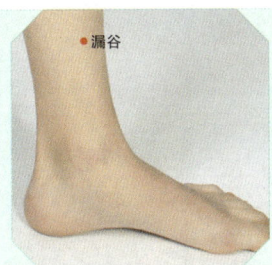

● 漏谷

精准定位 在小腿内侧,内踝尖上6寸,胫骨内侧缘后际。

准确找穴 胫骨内侧缘,内踝尖直上量两个4横指处即是。

按摩方法　大拇指指腹垂直按揉,每天早晚各按摩1次,每次1~3分钟。
功　　效　按摩该穴,可行气止痛,利尿止遗。
主　　治　肠鸣,腹胀,腹痛,腿膝麻痹,脚踝肿痛,脚气病,小便不利,遗精等。

地机 Dì jī

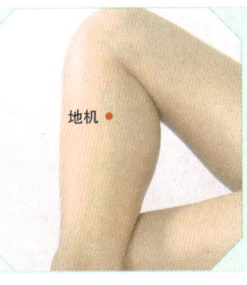

● 地机

精准定位 在小腿内侧,阴陵泉穴下方3寸,胫骨内侧缘后际。

准确找穴 先找到阴陵泉穴,直下量4横指处即是。

按摩方法　大拇指指腹垂直按揉,每天早晚各按摩1次。
功　　效　常按可健脾除湿,调经止遗,还是治疗糖尿病的必选穴。
主　　治　腹胀,腹痛,糖尿病,月经不调,痛经,白带过多,男子精不足,遗精等。

阴陵泉 Yīn líng quán

精准定位 在小腿内侧，胫骨内侧髁下缘与胫骨内侧缘之间的凹陷处，内膝眼下2寸。

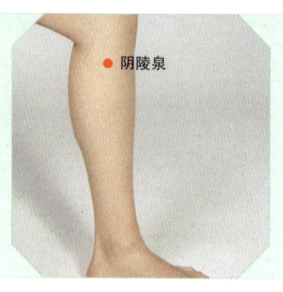

准确找穴 示指沿小腿内侧骨内缘向上推，抵膝关节下，胫骨向内上弯曲凹陷处即是。

按摩方法　经常用大拇指指尖按压，每次1~3分钟。
功　　效　常按可健脾祛湿，益肾调经，尤其适合妇科病。
主　　治　腹痛，腹泻，便秘，痢疾，尿路感染，水肿，带下，小腿抽筋，膝关节炎等。

血海 Xuè hǎi

精准定位 在股前区，髌底内侧端上2寸，股四头肌内侧头的隆起处。

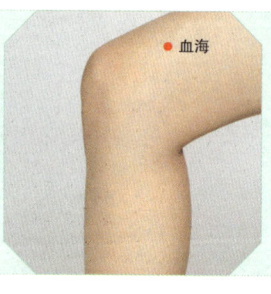

准确找穴 屈膝90°，手掌伏于膝盖骨上，大拇指与其他四指成45°，大拇指尖处即是。

按摩方法　大拇指指尖按揉，左右穴各3~5分钟。
功　　效　为血所汇之处，能治各种血病。经常按摩，对女性生殖系统的保健很有好处。
主　　治　贫血，月经不调，膝部疼痛，膝关节炎，阴部瘙痒疼痛，黄褐斑，腹胀等。

箕门 Jī mén

精准定位 在股前区，髌底内侧端与冲门的连线上1/3与下2/3交点。

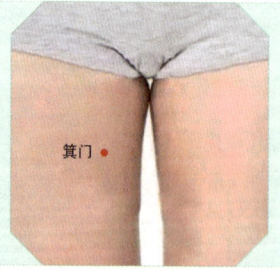

准确找穴 坐位绷腿，大腿内侧有一鱼状肌肉隆起，鱼尾凹陷处即是。

按摩方法　大拇指指腹按揉，左右穴各1~3分钟。
功　　效　常按该穴，能健脾渗湿，通利下焦，消肿止痛。
主　　治　两股生疮，小便不通，遗尿，阴囊湿痒等。

冲门 Chōng mén

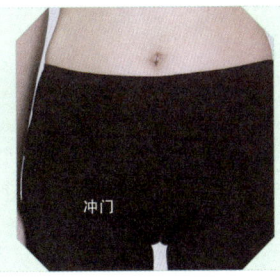

精准定位 在腹股沟区，腹股沟斜纹中，髂外动脉搏动处的外侧。

准确找穴 腹股沟外侧可摸到搏动，搏动外侧按压有酸胀感处即是。

按摩方法　大拇指指腹按揉，左右穴各1～3分钟。
功　　效　按摩该穴，可行气调经，健脾利湿，理气解痉。
主　　治　腹痛，腹寒气满，疝气，崩漏，妊娠水肿，带下，尿闭等。

承扶 Chéng fú

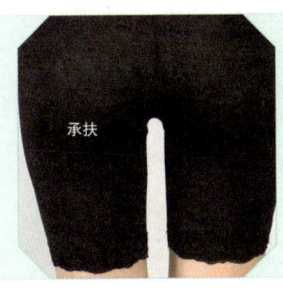

精准定位 在股后区，臀横纹的中点。

准确找穴 臀下横纹正中点，按压有酸胀感处即是。

按摩方法　用大拇指以外的四指向上按摩，左右穴各3～5分钟。
功　　效　按摩该穴，能清热利湿，化瘀止血，还能美化臀部线条。
主　　治　腰背疼痛，便秘，痔疮，小便不利，胞宫寒冷，坐骨神经痛，下肢瘫痪等。

殷门 Yīn mén

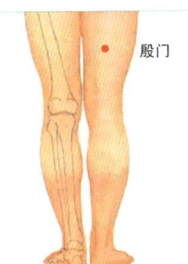

精准定位 在股后区，臀沟下6寸，股二头肌与半腱肌之间处即是。

准确找穴 承扶穴与膝盖后面凹陷中央的腘横纹中点，二者连线，承扶下8横指处即是。

按摩方法　示指与中指并拢，指腹向上按摩，左右穴各按摩1～3分钟。
功　　效　经常按摩，可温经散寒，缓急止痛，强健腰腿。
主　　治　腰、骶、臀、股部疼痛，下肢瘫痪，坐骨神经痛，小儿麻痹后遗症等。

浮郄 Fú xì

精准定位 在膝后区,腘横纹上1寸,股二头肌腱内侧缘。

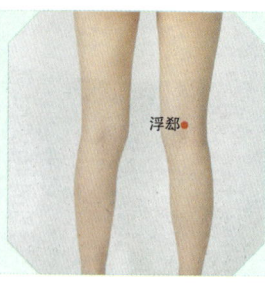

准确找穴 先找到委阳穴,向上1横指处。

按摩方法　示指指腹按揉,左右穴各1～3分钟。
功　　效　按摩该穴,可清热降温,宽筋活络。
主　　治　腰、骶、臀、股部疼痛,下肢瘫痪,急性胃肠炎,尿潴留,便秘等。

委阳 Wěi yáng

精准定位 在腘横纹上,当股二头肌腱内侧缘处即是。

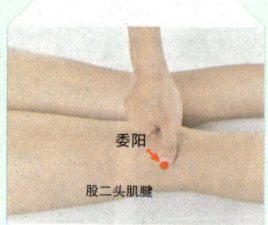

准确找穴 膝盖后面凹陷中央的腘横纹外侧,股二头肌腱内侧即是。

按摩方法　示指指腹按揉,左右穴各1～3分钟。
功　　效　经常按摩,可防治腰背疼痛。
主　　治　膀胱炎,胃炎,腹胀,腹满,便秘,腋下肿痛,腰背疼痛等。

委中 Wěi zhōng

精准定位 在膝后区,腘横纹中点,股二头肌与半腱肌肌腱的中点。

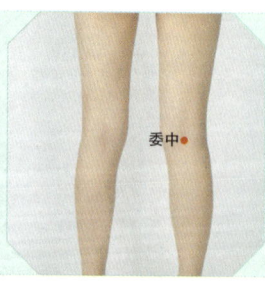

准确找穴 膝盖后面凹陷中央的腘横纹中点即是。

按摩方法　大拇指捻按对侧穴位,每天坚持按摩20次。
功　　效　长期按摩,可祛风活血,清热解毒。
主　　治　腰腿疼痛,腰背疼痛,坐骨神经痛,风湿性关节炎,髋关节疼痛不利等。

合阳 Hé yáng

精准定位 在小腿后区，腘横纹下2寸，腓肠肌内与外侧头之间。

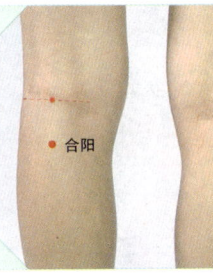

准确找穴 膝盖后面凹陷中央的腘横纹中点直下3横指处。

按摩方法　示指指腹按揉，左右穴各1～3分钟。
功　　效　常按可散热降浊，温经散寒，强健腰膝。
主　　治　腰脊痛，下肢酸痛，痿痹，前列腺炎，崩漏，子宫出血，白带异常等。

承筋 Chéng Jīn

精准定位 小腿后区，腘横纹下5寸，腓肠肌两肌腹之间。

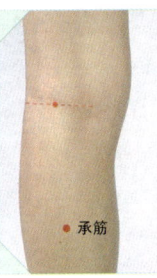

准确找穴 小腿用力，后面肌肉明显隆起，中央按压有酸胀感处即是。

按摩方法　大拇指指腹按揉，每次左右穴各按1～3分钟。
功　　效　坚持按摩，可运化水湿，缓急止痛，化瘀止血。
主　　治　小腿痛，小腿抽筋，腰痛，腰脊拘急，转筋，脚跟酸痛，便秘，鼻出血等。

承山 Chéng shān

精准定位 在小腿后区，腓肠肌两肌腹与肌腱交角处，即腘横纹中点与外踝尖连线的中点处即是。

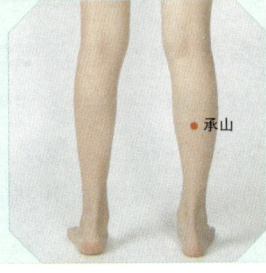

准确找穴 直立，小腿用力，在小腿的后面正中可见一人字纹，其上尖角凹陷处即是。

按摩方法　大拇指指腹按揉，每次左右穴各按1～3分钟。
功　　效　经常按摩，可健脾理气，化瘀止血，疏风散寒。
主　　治　小腿抽筋，痔疮，便秘，腰背疼，坐骨神经痛，下肢瘫痪，小儿惊风等。

飞扬 Fēi yáng

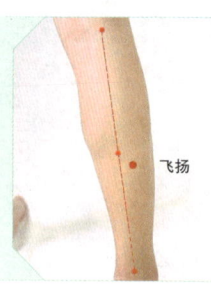

精准定位 在小腿后区,昆仑穴直上7寸,腓肠肌外下缘与跟腱移行处。

准确找穴 先找到承山穴,往下方1横指,再往外侧1横指处即是。

按摩方法 示指与中指指腹按揉,每次左右穴各按1~3分钟。

功　　效 常按压可联络表里,舒筋活络。

主　　治 头痛,目眩,腰肌劳损,腰腿痛,腿软无力,小腿酸痛,痔疮,癫狂等。

昆仑 Kūn lún

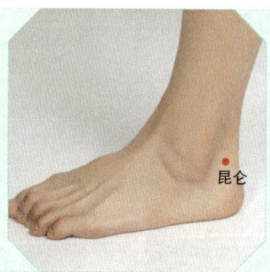

精准定位 在足外踝后方,外踝尖与跟腱之间的凹陷处。

准确找穴 正坐垂足着地,外踝尖与跟腱之间凹陷处即是。

按摩方法 大拇指弯曲,用指节从上向下轻轻刮按,每次左右穴各1~3分钟。

功　　效 经常按摩,能疏肝理气,清热凉血,祛寒止痛。

主　　治 脚部水肿,脚踝疼痛,足部生疮,腰骶疼痛,坐骨神经痛,鼻出血等。

保健按摩专家建议如何按摩腿部穴位

腿部的按摩一般以拇指、食指或手掌为主。手指并拢,拇指张开,让整个手掌呈"C"字形,按摩的时候利用指腹按在部位上,一边轻擦一边按压;用这种姿势两手一边捏小腿的腿肚子上的肌肉,一边从中间向上下按摩,不断变化按捏的肌肉,每条腿按摩3分钟;两手握住小腿,大拇指按住小腿前面的腿骨,从下往上按摩,重复3次,除了拇指,其他手指也要相应加大力度按摩肌肉,每条腿按摩3分钟;最后把拇指放在膝盖上面,两手握住大腿里侧的肌肉处,边按压膝盖窝位置边按摩膝盖,每条腿坚持2分钟。

申脉 Shēn mài

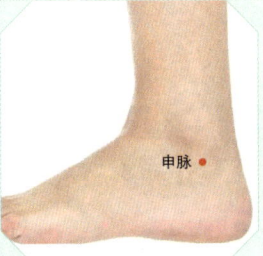

精准定位 在足外侧，外踝尖直下，外踝下缘与跟骨之间的凹陷中。

准确找穴 正坐垂足着地，外踝垂直向下可触及一凹陷，按压有酸胀感处。

按摩方法　大拇指指腹按揉，每次左右穴各按1～3分钟。
功　　效　长期按摩，可补阳益气，清肝泄热，疏导水湿。
主　　治　失眠，癫狂，痫症，中风不省人事，半身不遂，偏正头痛，眩晕，关节炎等。

金门 Jīn mén

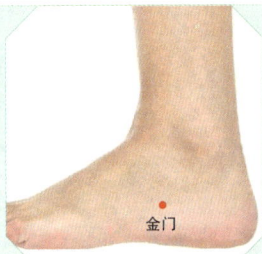

精准定位 在足外侧，外踝前缘直下，第5跖骨粗隆后方，骰骨下缘凹陷中处即是。

准确找穴 正坐垂足着地，脚趾上翘可见一骨头凸起，外侧凹陷处即是。

按摩方法　大拇指指腹按揉，每次左右穴各按1～3分钟。
功　　效　常按可补阳益气，疏导水湿，缓急止痛。
主　　治　头痛，牙痛，癫痫，晕厥，小儿惊风，腰痛，下肢痿痹，足部扭伤等。

京骨 Jīng gǔ

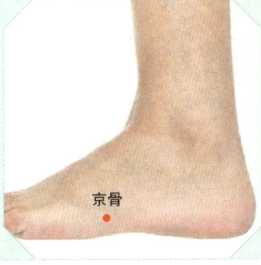

精准定位 在足外侧，第5跖骨粗隆前下方，赤白肉际处。

准确找穴 沿小趾长骨往后推，可摸到一凸起，下方皮肤颜色深浅交界处。

按摩方法　大拇指指腹按揉，力度适中，每次左右穴各按1～3分钟。
功　　效　经常按摩，可清肝明目，涤痰息风，开窍定痫。
主　　治　头痛，眩晕，项强，目翳，癫痫，鼻塞，小儿惊风，膝痛不可屈伸等。

束骨 Shù gǔ

精准定位 在足外侧部，第5跖趾关节的近端，赤白肉际处。

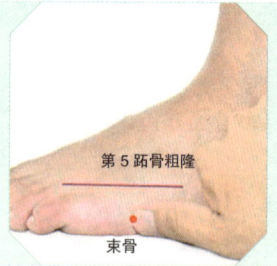
第5跖骨粗隆
束骨

准确找穴 沿小趾向上摸，摸到小趾与足部相连接的关节，关节后方皮肤颜色交界处即是。

按摩方法　大拇指指腹按揉，每次左右穴各按1～3分钟。
功　　效　常按该穴，可温经散寒，理气解郁。
主　　治　头痛，目赤，耳聋，痔疮，颈项强痛，髋部肿痛，下肢后侧痛等。

足通谷 Zú tōng gǔ

精准定位 在足趾，第5跖趾关节的远端，赤白肉际处。

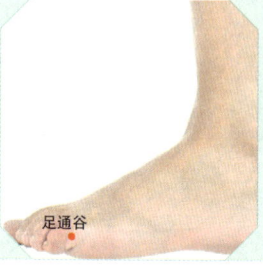
足通谷

准确找穴 沿小趾向上摸，摸到小趾与足部相连接的关节，关节前方皮肤颜色交界处即是。

按摩方法　大拇指指腹按揉，每次左右穴各按1～3分钟。
功　　效　常按可升清降浊，清热止血，醒脑定志，疏导经气。
主　　治　头痛，头重，项强，目眩，鼻出血，癫狂等。

至阴 Zhì yīn

精准定位 在足趾，小趾末节外侧，趾甲根角侧后方0.1寸（指寸）。

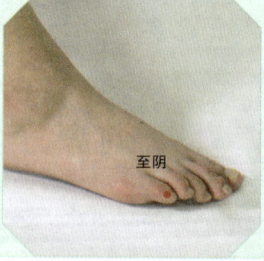
至阴

准确找穴 足小趾外侧，脚趾甲外侧缘与下缘各作一垂线交点处即是。

按摩方法　大拇指指尖垂直下压、掐按，力度较轻。每次左右穴各按1～3分钟。
功　　效　经常按摩，可散热生气，理气调血，预防难产。
主　　治　头痛，目痛，鼻塞，鼻出血，腰腿痛，胸胁痛，遗精，胎位不正，难产等。

涌泉 Yǒng quán

精准定位 在足底，屈足卷趾时足心最凹陷处。足底前1/3的凹陷处。

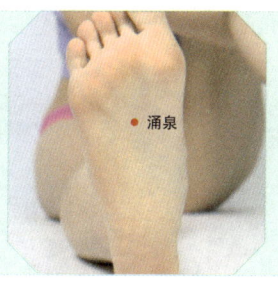

准确找穴 蜷足，足底前1/3处可见有一凹陷处，按压有酸痛感处即是。

按摩方法　先用热水洗脚，擦干后，拇指指腹曲上向下推按，左右两穴各推按1~3分钟。
功　　效　按摩可补脾益肾，镇惊息风，重按该穴，常用于休克、昏迷的急救。
主　　治　头痛，失眠，眩晕，疲劳，高血压，咽喉疼痛，皮肤干燥粗糙，阳痿等。

然谷 Rán gǔ

精准定位 足内侧，足舟骨粗隆下方，赤白肉际处。

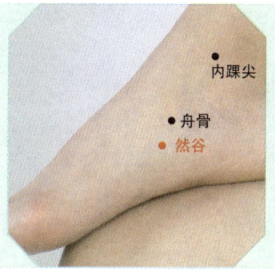

准确找穴 坐位垂足，内踝前下方明显骨性标志——舟骨，前下方凹陷处。

按摩方法　大拇指指腹按压，力度适中，左右穴各按压1~3分钟。
功　　效　经常按摩，可升清降浊，安神定志，调补肝肾。
主　　治　失眠，月经不调，阴痒，遗精，阳痿，咽喉肿痛，胸胁胀痛，足跗痛等。

太溪 Tài Xī

精准定位 在足内侧，内踝后下方，内踝尖与跟腱之间的凹陷中。

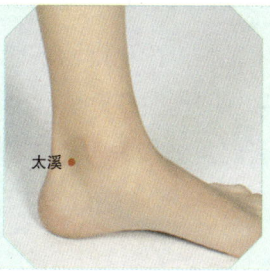

准确找穴 坐位垂足，由足内踝向后推至与跟腱之间凹陷处即是。

按摩方法　大拇指放在太溪穴，示指放在昆仑穴，二指同时按压，每次1~3分钟。
功　　效　按摩该穴，可清肝息风，温肾助阳，理气平喘。
主　　治　足跟痛，腿脚抽筋，遗精，阳痿，月经不调，视力减退，耳鸣，哮喘等。

大钟 Dà zhōng

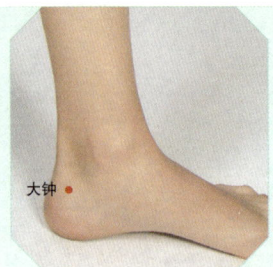

精准定位 在足内侧，内踝后下方，跟骨上缘，跟腱附着部前缘凹陷中。

准确找穴 先找到太溪穴，向下半横指，再向后平推至凹陷处即是。

按摩方法　大拇指指腹按压，力度适中，左右穴各按压1~3分钟。
功　　效　常按该穴，可滋阴、清热、利咽、通经止痛。
主　　治　咽喉肿痛、腰脊强痛、咯血、气喘、呕吐、足跟痛、便秘、月经不调等。

水泉 Shuǐ quán

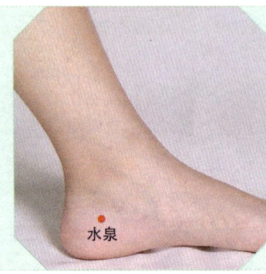

精准定位 在足内侧，太溪穴直下，跟骨结节内侧凹陷中。

准确找穴 先找到太溪穴，直下1横指，按压有酸胀感处。

按摩方法　大拇指指腹按压，力度适中，左右穴各按压1~3分钟。
功　　效　按摩该穴，能调补肝肾、清热利尿、理气止痛。
主　　治　膀胱炎、月经不调、痛经、子宫脱垂、小便不利、目昏花、足跟痛等。

保健按摩专家建议：如何按摩小腿部穴位

用梳齿在腿部外侧由上往下拍打，内侧则由下往上拍打，两脚内外侧各来回30次，拍打速度不可超过正常心跳，即1分钟60~100次。

用多排的梳子效果较好，最好是圆梳子，经常拍打能够帮助排毒、舒缓紧绷肌肉，还能消除大腿脂肪。

照海 Zhào hǎi

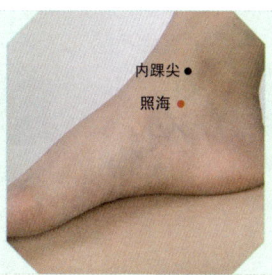

精准定位 在足内侧，内踝尖下1寸，内踝下缘边际凹陷中处即是。

准确找穴 坐位垂足，由内踝尖垂直向下推，至下缘凹陷处，按压有酸痛感处即是。

按摩方法 大拇指指腹按压，力度适中，左右穴各按压1~3分钟。
功　　效 经常按摩，能清热利咽，温经散寒，宁神助眠。
主　　治 肾虚失眠，视力减退，四肢倦怠，咽喉疼痛，气喘，便秘，痛经，遗精等。

复溜 Fù liū

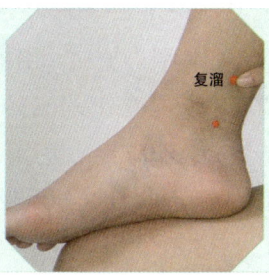

精准定位 在小腿内侧，内踝尖上2寸，跟腱的前缘。

准确找穴 先找到太溪穴，直上3横指，跟腱前缘处，按压有酸胀感处。

按摩方法 大拇指指腹从上向下推按，力度较轻，左右两穴各推按1~3分钟。
功　　效 经常按摩，可利湿除热，强化肾脏，延缓衰老。
主　　治 慢性腰痛，肢体水肿，小腿寒冷，手足多汗，尿路感染，阳痿，遗精等。

交信 Jiāo xìn

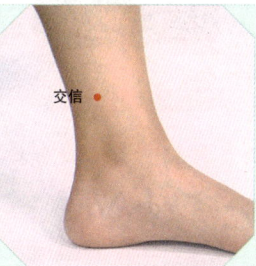

精准定位 在小腿内侧，内踝尖上2寸，胫骨内侧缘后际凹陷中，复溜穴前0.5寸。

准确找穴 先找到太溪穴，直上3横指，再前推至胫骨后凹陷处即是。

按摩方法 大拇指指腹按压，力度适中，左右穴各按压1~3分钟。
功　　效 按摩该穴，可补脾益肾，清热利湿，温阳通便。
主　　治 月经不调，子宫脱垂，崩漏，阴挺，尿潴留，便秘，阴痒，泻痢等。

阴谷 Yīn gǔ

精准定位 在腘横纹上,半腱肌肌腱外侧缘处即是。

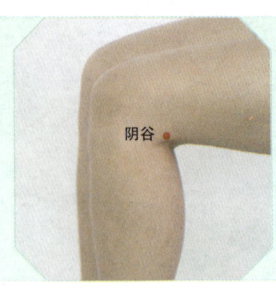
阴谷

准确找穴 微屈膝,在腘窝横纹内侧可触及两条筋,两筋之间凹陷处即是。

按摩方法　大拇指指腹按压,力度适中,左右穴各按压1~3分钟。
功　　效　按摩该穴,可除降浊气,补益肝肾,温经散寒。
主　　治　阳痿,遗尿,遗精,疝痛,月经不调,崩漏,小便难,膝股内侧痛等。

保健按摩专家建议:如何按摩膝部穴位

自大腿至膝关节,拿捏数次,先使肌肉放松,用揉按手法,由轻渐重,最后再取轻手法,徐徐按摩3~5分钟,直至关节内没有发热感为止。

接下来点按患肢的血海、阳陵泉、阴陵泉、委中、委阳、合阳等穴位,经推拿按摩之后,可缓解肌肉痉挛,加强局部血液循环,使血脉畅通。

风市 Fēng shì

精准定位 在股部,腘横纹上7寸,髂胫束后缘。

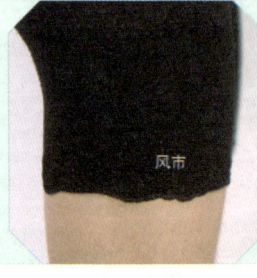
风市

准确找穴 直立垂手,掌心贴于大腿时,中指指尖所指凹陷处即是。

按摩方法　中指指腹向下按压,力度较轻,左右穴各按压1~3分钟。
功　　效　长期按摩可运化水湿,强健腰腿,止痒止痛。
主　　治　中风,半身不遂,下肢痿痹,坐骨神经痛,皮肤瘙痒,神经性皮炎,失眠等。

第七章 上下肢常用穴位

中渎 Zhōng dú

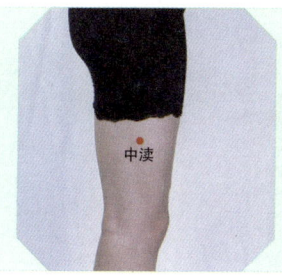

精准定位 在股部，腘横纹上7寸，髂胫束后缘。

准确找穴 先找到风市穴，直下3横指处即是处即是。

按摩方法 中指指腹向下按压，力度适中，左右穴各按压1~3分钟。
功　　效 按摩时可疏导水湿，从而舒筋活络，祛风止痛。
主　　治 下肢痿痹麻木，腰胯疼痛，坐骨神经痛，膝关节炎，半身不遂等。

膝阳关 Xī yáng guān

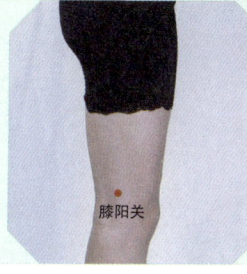

精准定位 在膝部，股骨外上髁后上缘，股二头肌腱与髂胫束之间的凹陷中处即是。

准确找穴 屈膝90°，膝上外侧有一高骨，其上方有一凹陷处即是。

按摩方法 大拇指指腹向下按压，力度较重，左右穴各按压1~3分钟。
功　　效 坚持按摩，可清热降温，祛风通络。
主　　治 膝部肿痛，腘筋挛急，坐骨神经痛，小腿麻木等。

阳陵泉 Yáng líng quán

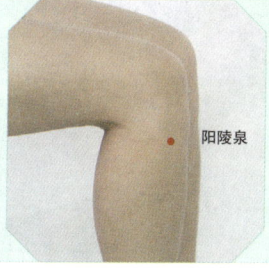

精准定位 小腿外侧，腓骨头前下方凹陷处即是。

准确找穴 屈膝90°，膝关节外下方，腓骨小头前下方凹陷处即是。

按摩方法 大拇指按阴陵泉穴，示指按阳陵泉穴，二指同时按压，每次1~3分钟。
功　　效 经常按摩，可疏肝理气，和胃止呕，补益肾气。
主　　治 慢性胃炎，情绪烦躁，高血压，头痛，耳鸣，胆囊炎，脂肪肝等。

阳交 Yáng jiāo

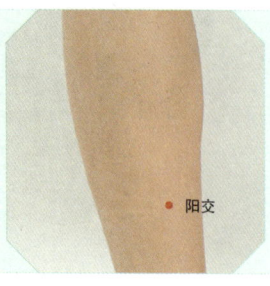

精准定位 在小腿外侧,外踝尖上7寸,腓骨后缘。

准确找穴 腘横纹头与外踝尖连线上,中点向下1横指,腓骨后缘处即是。

按摩方法 中指指腹向下按压,左右穴各按压1~3分钟。
功　　效 常按可宽胸理气,通经活络,安定神志。
主　　治 膝痛,足胫痿痹,胸胁胀满疼痛,面肿,坐骨神经痛,癫痫,下肢痿痹等。

外丘 Wài qiū

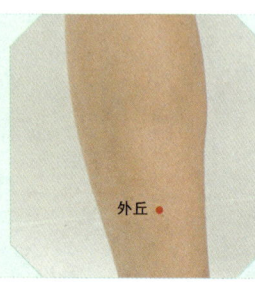

精准定位 在小腿外侧,外踝尖上7寸,腓骨前缘。

准确找穴 腘横纹头与外踝尖连线上,中点向下1横指,腓骨前缘处即是。

按摩方法 中指指腹向下按压、揉动穴位,每次1~3分钟。
功　　效 常按能祛风通络,疏肝理气,化痰开窍。
主　　治 颈项强痛,胸胁痛,疯犬伤毒不出,下肢痿痹,癫痫等。

光明 Guāng míng

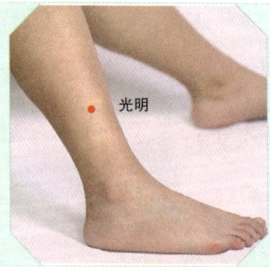

精准定位 在小腿外侧,外踝尖上5寸,腓骨前缘。

准确找穴 先找到外丘穴,向下3横指,腓骨前缘处即是。

按摩方法 中指指腹向下按压,力度适中,左右穴各按压1~3分钟。
功　　效 常按可调肝养目,疏肝补脾,行气止痛。
主　　治 小腿酸痛,目赤肿痛,眼睛干燥,视力减退,热病汗不出,腓肠肌痉挛等。

阳辅 Yáng fǔ

精准定位 在小腿外侧，外踝尖上4寸，腓骨前缘。

准确找穴 先找到外丘穴，向下4横指，腓骨前缘处即是。

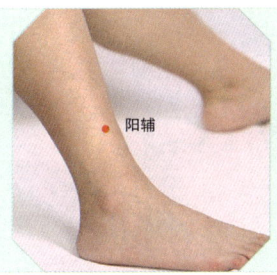

按摩方法　大拇指指腹按揉，左右穴各1～3分钟。
功　　效　坚持按摩，可助阳益气，行气止痛。
主　　治　胸胁痛，下肢外侧痛，偏头痛，目外眦痛，腋下痛，半身不遂等。

悬钟 Xuán zhōng

精准定位 在小腿外侧，外踝尖上3寸，腓骨前缘。

准确找穴 外踝尖直上4横指处，腓骨前缘处即是。

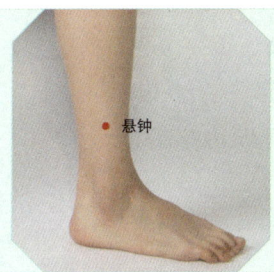

按摩方法　大拇指指腹向下按压，每次左右穴各1～3分钟。
功　　效　常按可清热生气，温经通络，化瘀止血。
主　　治　颈项僵硬，落枕，四肢关节酸痛，半身不遂，筋骨挛痛，高血压等。

丘墟 Qiū xū

精准定位 在足外踝前下方，趾长伸肌腱外侧凹陷中。

准确找穴 脚掌用力背伸，足背可见明显趾长伸肌腱，其外侧、足外踝前下方凹陷即是。

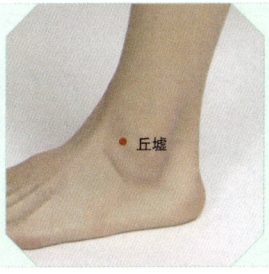

按摩方法　大拇指按压1～3分钟，或每天早上按揉200下。
功　　效　经常按摩，能疏肝理气，健脾利湿。
主　　治　咽喉肿痛，眼睛红肿，胸胁痛，下肢酸痛，腰胯疼痛，足跟痛，胆绞痛等。

足临泣 Zú lín qì

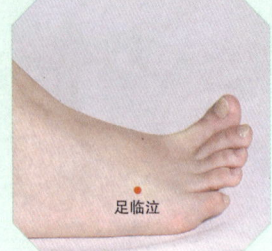

精准定位 在足背，第4、第5跖骨底结合部的前方，趾长伸肌腱外侧凹陷中处即是。

准确找穴 坐位，小趾向上翘起，小趾长伸肌腱外侧凹陷中，按压有酸胀感处即是。

按摩方法 示指指尖点按，以感觉酸痛为宜。

功　　效 常按可舒筋通络，清热消肿，补脾益肾。

主　　治 落枕，目眩，头痛，胸胁疼痛，牙痛，膝关节肿痛，乳腺炎，白带过多等。

地五会 Dì wǔ huì

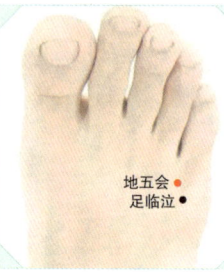

精准定位 在足背，第4、第5跖骨间，第4跖趾关节近端凹陷中。

准确找穴 坐位，小趾向上翘起，小趾长伸肌腱内侧缘处。

按摩方法 大拇指指腹向下按压，左右穴各按压1~3分钟。

功　　效 经常按摩，可行气止痛，消肿散结。

主　　治 头痛，目眩，目赤肿痛，腋下肿，足背肿痛，耳聋，内伤吐血等。

侠溪 Xiá xī

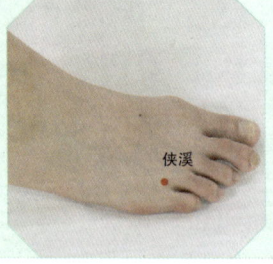

精准定位 在足背，第4、第5趾间，趾蹼缘后方赤白肉际处即是。

准确找穴 坐位，在足背部第4、第5两趾之间连接处的缝纹头处即是。

按摩方法 大拇指指腹向下按揉，每次1~3分钟。

功　　效 坚持按摩，可清热消肿，散瘀止痛。

主　　治 头痛，眩晕，耳鸣，耳聋，目外眦赤痛，颊肿，胸胁痛，足跗肿痛，疟疾等。

大敦 Dà dūn

精准定位 在足趾，大趾末节外侧，趾甲根角侧后方0.1寸。

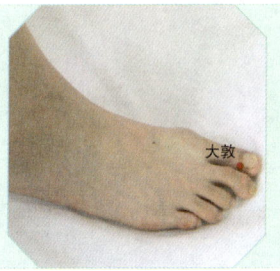

准确找穴 坐位，大趾趾甲外侧缘与下缘各作一垂线，交点处即是。

按摩方法　大拇指指腹按揉，左右穴各3～5分钟。
功　　效　经常按摩，可温肾固摄，疏肝理气，通络开窍。
主　　治　闭经，月经不调，子宫脱垂，崩漏，尿频，胃痛，睾丸炎等。

行间 Xíng jiān

精准定位 在足背，第1、第2趾之间，趾蹼缘后方赤白肉际处。

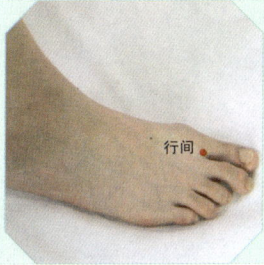

准确找穴 坐位，在足背部第1、第2两趾间连接处的缝纹头处即是。

按摩方法　大拇指指腹按揉，左右穴各1～3分钟。
功　　效　经常按摩，可温经散寒，清热消肿，缓急止痛。
主　　治　头痛，眩晕，耳鸣，失眠，目赤肿痛，口苦，牙痛，痛经，高血压等。

太冲 Tài chōng

精准定位 在足背，第1、第2跖骨间，跖骨结合部前方凹陷中。

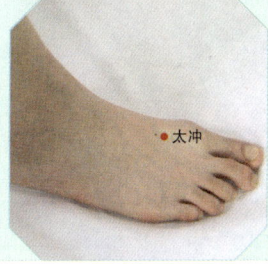

准确找穴 足背，沿第1、第2趾间横纹向足背上推，可感有一凹陷处。

按摩方法　用大拇指指腹从脚趾向脚跟的方向推压，每次1～3分钟。
功　　效　经常按摩，可疏肝理气，清热消肿，祛风除湿。
主　　治　失眠，头痛，眩晕，耳鸣，发热，消化不良，坐骨神经痛，小儿惊风等。

蠡沟 Lí gōu

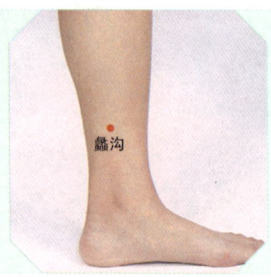

精准定位 在内踝尖上5寸，胫骨内侧面的中央。

准确找穴 坐位，内踝尖垂直向上7横指，胫骨内侧凹陷处即是。

按摩方法　大拇指指腹按揉，力度适中，左右穴各按揉1~3分钟。
功　　效　经常按摩，可温肾助阳，温经散寒，疏肝理气。
主　　治　疝气，遗尿，阴痛阴痒，月经不调，赤白带下，盆腔炎，内踝肿痛等。

中都 Zhōng dū

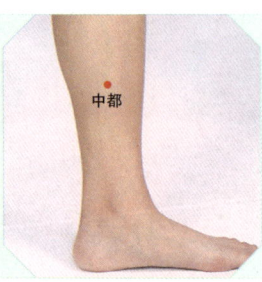

精准定位 在内踝尖上7寸，胫骨内侧面的中央。

准确找穴 先找到蠡沟穴，向上3横指处。

按摩方法　大拇指指腹按揉，力度适中，左右穴各按揉1~3分钟。
功　　效　常按可温经散寒，通络止痛，补益脾肾。
主　　治　急性肋骨痛，小腹痛，疝气，痢疾，遗精，崩漏，恶露不尽，腹痛等。

膝关 Xī guān

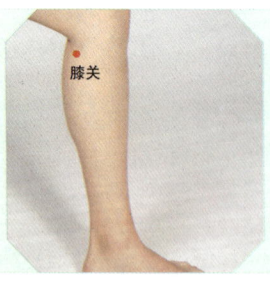

精准定位 在膝部，胫骨内侧髁的下方，阴陵泉穴后1寸。

准确找穴 先找到阴陵泉穴，向后1横指，可触及一凹陷处即是。

按摩方法　大拇指指腹按揉，左右穴各1~3分钟。
功　　效　坚持按摩，可祛风通络，除湿止痛。
主　　治　膝部肿痛，痛风，关节炎，下肢痿痹等。

第七章 上下肢常用穴位

曲泉 Qū quán

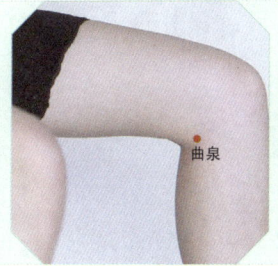

精准定位 在腘横纹内侧端，半腱肌肌腱内缘凹陷中。

准确找穴 膝内侧，屈膝时可见膝关节侧面横纹端，其横纹头凹陷处即是。

按摩方法　四指并拢，从下向上揉按，左右穴各3~5分钟。
功　　效　经常按摩，可滋精固涩，理气止痛。
主　　治　月经不调，痛经，子宫脱垂，遗精，小便不利，膝部肿痛，下肢痿痹等。

阴包 Yīn bāo

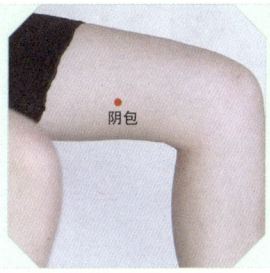

精准定位 在股前区，髌底上4寸，股内肌与缝匠肌之间。

准确找穴 大腿内侧，膝盖内侧上端，直上5横指处即是。

按摩方法　拇指指腹按压，每次1~3分钟。
功　　效　常按能提肛消痔，还可以局部止痛。
主　　治　脱肛，痔疮，前臂神经痛，胸胁痛等。

足五里 Zú wǔ lǐ

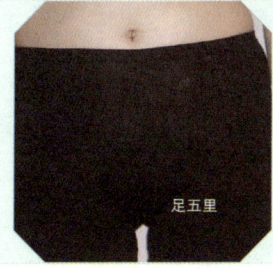

精准定位 股前区，气冲穴之下3寸，动脉搏动处。

准确找穴 先找到气冲穴，直下4横指处。

按摩方法　四指并拢，从下向上揉按，左右穴各揉按3~5分钟。
功　　效　经常按摩，可补益肾气，温经止痛。
主　　治　月经不调，腰骶痛，遗尿，小便不利等。

髋骨 Kuān gǔ

精准定位
在股前区，梁丘穴两旁各1.5寸，每肢2穴。

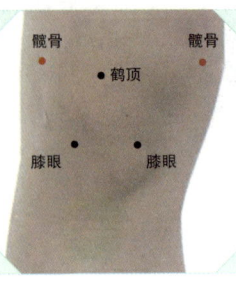

准确找穴
先在髌骨外上缘上3横指取梁丘穴，在梁丘两侧各2横指处。

按摩方法　拇指指腹揉按，每次1～3分钟。
功　　效　经常按摩，可活血止痛，通利关节，舒筋活络。
主　　治　腿痛，膝关节炎，中风偏瘫，膝部红肿等。

鹤顶 Hè dǐng

精准定位
在膝前区，髌底中点的上方凹陷处即是。

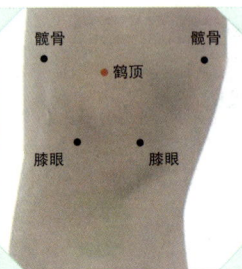

准确找穴
膝部正中骨头上缘正中凹陷处。

按摩方法　拇指指腹揉按，每次1～3分钟。
功　　效　经常按摩，可活血止痛，通利关节。
主　　治　膝痛，鹤膝风，腿痛，关节痛，下肢无力，下肢痿软，脑血管病后遗症等。

百虫窝 Bǎi chóng wō

精准定位
在股前区，髌底内侧端上3寸。

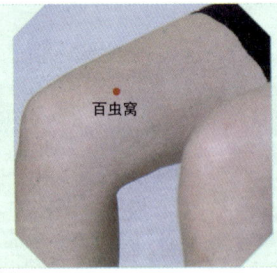

准确找穴
屈膝，先找到血海穴，直上1横指处即是。

按摩方法　拇指指尖按揉，每天早晚各一次，每次1～3分钟。
功　　效　常按可祛风止痒。
主　　治　荨麻疹，湿疹，风疹，皮肤瘙痒症等。

胆囊 Dǎn náng

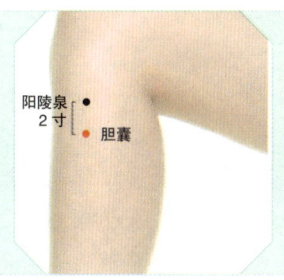

精准定位 在小腿前外侧，腓骨小头直下2寸，阳陵泉穴直下1.5寸附近的压痛点处。

准确找穴 小腿外侧上部，先找到阳陵泉穴，直下3横指处即是。

按摩方法　手指指腹按揉，左右穴各1～3分钟。
功　　效　长期按摩，可利胆通腑，消炎止痛。
主　　治　急、慢性胆囊炎，胆绞痛，胆石症，下肢瘫痪等。

阑尾 Lán wěi

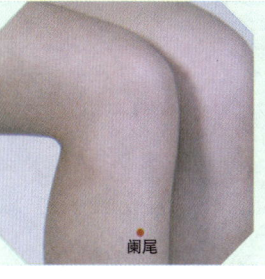

精准定位 在小腿外侧，髌韧带外侧凹陷（犊鼻穴）下5寸，胫骨前嵴外1寸处。

准确找穴 足三里穴向下3横指处即是。

按摩方法　手指指腹按揉，左右穴各1～3分钟。
功　　效　长期按摩，可清热解毒，消炎止痛，消积散食。
主　　治　急、慢性阑尾炎，急、慢性肠炎，急、慢性胃炎，消化不良等。

保健按摩专家建议：如何按摩足部穴位

伸出左脚，双手放在左脚的脚背上，从脚踝开始，往脚尖的方向搓脚背，来回搓动10次，换右脚；用左手贴在右脚底脚掌心部位，先左右搓脚底，接着以上下方位搓，每种方法搓10次，换右手搓左脚；拿捏足跟，左手张开，拇指与另外的四指分开，将虎口对着右脚的足跟腱位置，接着从上面开始往下拿捏脚跟，拿捏20下，换成右手拿捏左脚。

八风 Bā fēng

精准定位 在足背，第1～5趾间，趾蹼缘后方赤白肉际处，左右共8穴。

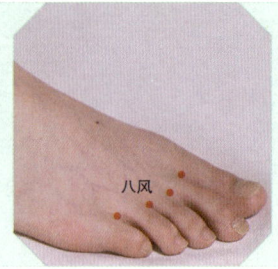

准确找穴 足5趾各趾间缝纹头尽处即是。

按摩方法　手指点揉，每次左右穴各1～3分钟。
功　　效　经常按摩，可消肿止痛，清热解毒。
主　　治　头痛，牙痛，胃痛，足背肿痛，趾痛，月经不调等。

独阴 Dú yīn

精准定位 在足底，第2趾的跖侧远端趾间关节的中点。

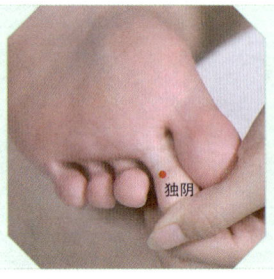

准确找穴 仰足，第2足趾掌面远端趾关节横纹中点处。

按摩方法　拇指和中指拿捏，以有酸胀的感觉为宜。
功　　效　经常按摩，可息风止痛，调经止带。
主　　治　疝气，心绞痛，呕吐，月经不调等。

气端 Qì duān

精准定位 在足趾，五趾端的中央，距趾甲游离缘0.1寸（指寸），左右一共10穴。

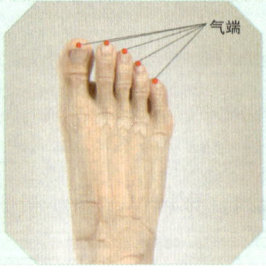

准确找穴 正坐，垂足，足十趾尖端趾甲游离尖端即是。

按摩方法　拇指和中指拿捏，每晚睡前1次，每次3～5分钟。
功　　效　经常按摩，可舒筋利节，通窍开络。
主　　治　足背肿痛，足趾麻木，脑血管意外急救等。

第八章
人体反射区按摩

一、手部反射区按摩

◐ 简要说明

中医讲：有其内，必有其外。身体内的一些组织与器官，常会在手部、足部和耳部，留下一个较大的片状投影区。被称为反射区。

人体的每个脏腑器官均在手上有相应的反射区，内在脏腑器官的信息也可以通过这些反射区反映出来。

正因为是有这样的对应关系，所以我们对这些反射区进行按摩等刺激，就能有效地调整相对应脏腑器官的功能，维持机体的正常运转与平衡。

◐ 手部反射区分布是有一定规律的

人体上部所对应的反射区分布在手指、掌指关节处。

心肺所对应的反射区在手掌中间部分。

肾、膀胱、生殖器官的反射区位于手掌下部。

肝胆的反射区位于手掌的尺侧。

◐ 常用按摩方法

推法：推法是用指掌、手掌或手根、大鱼际、小鱼际、单指、多指对某一部位进行单向直线推移。

揉法：揉法是用拇指或中指指腹按于反射区上，腕关节放松，用前臂的运动带动腕关节和手指做轻柔缓和的旋转揉动。揉法按摩时指、掌皮肤与穴位处的皮肤相对位置不变，做有节律、速度均匀的环形运动，用力轻柔、和缓，由轻到重。揉法应用范围比较广泛。

掐法：掐法是用指端甲缘重按穴位，而不刺破皮肤的方法。用掐法按摩时，手指垂直用力掐按摩部位，用力由轻到重，时间要短，避免掐破皮肤。掐法多用于关节处和指端处。

第八章 人体反射区按摩

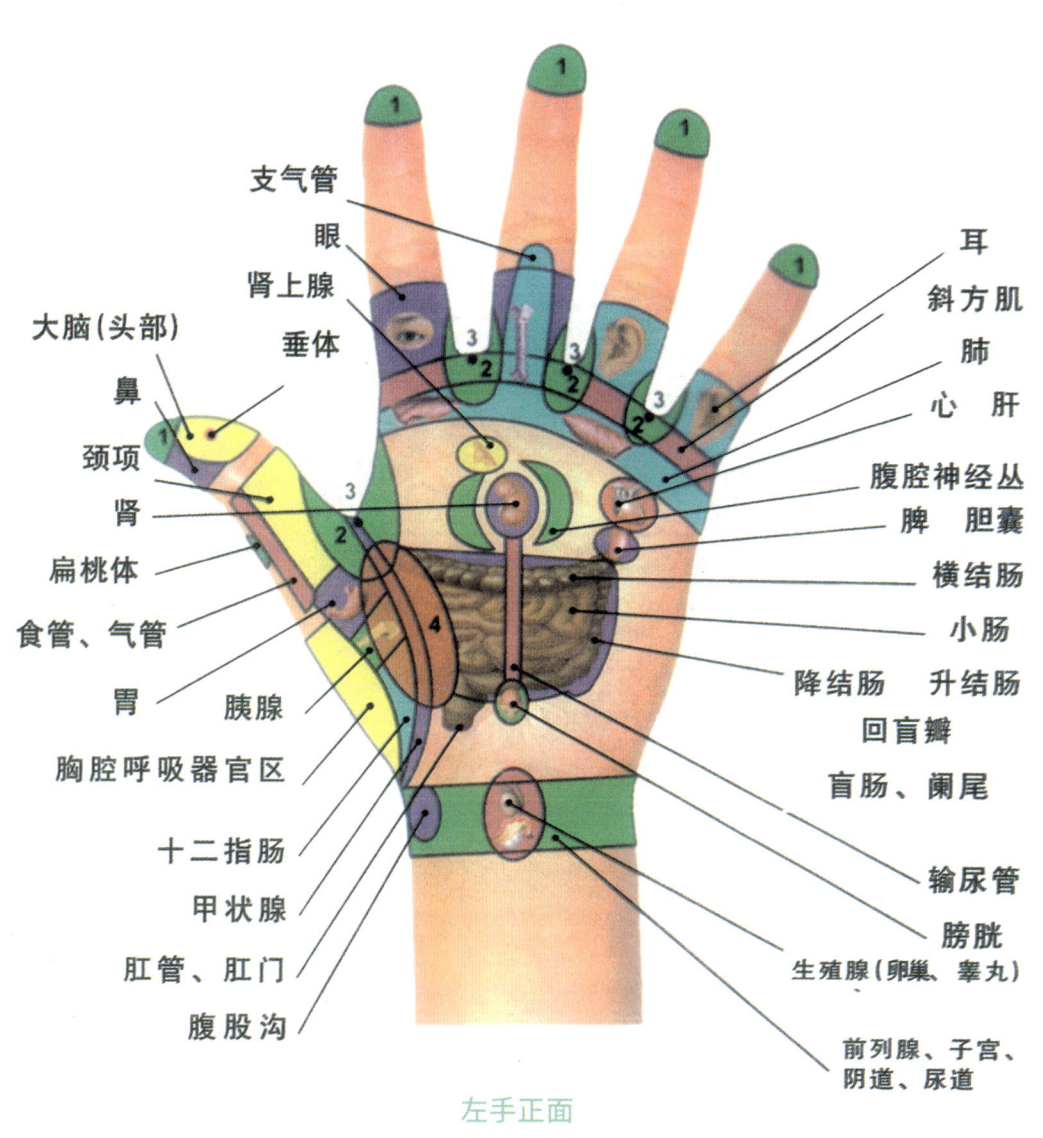

左手正面

1.额窦　2.颈肩前区　3.头颈淋巴结　4.胃脾大肠区

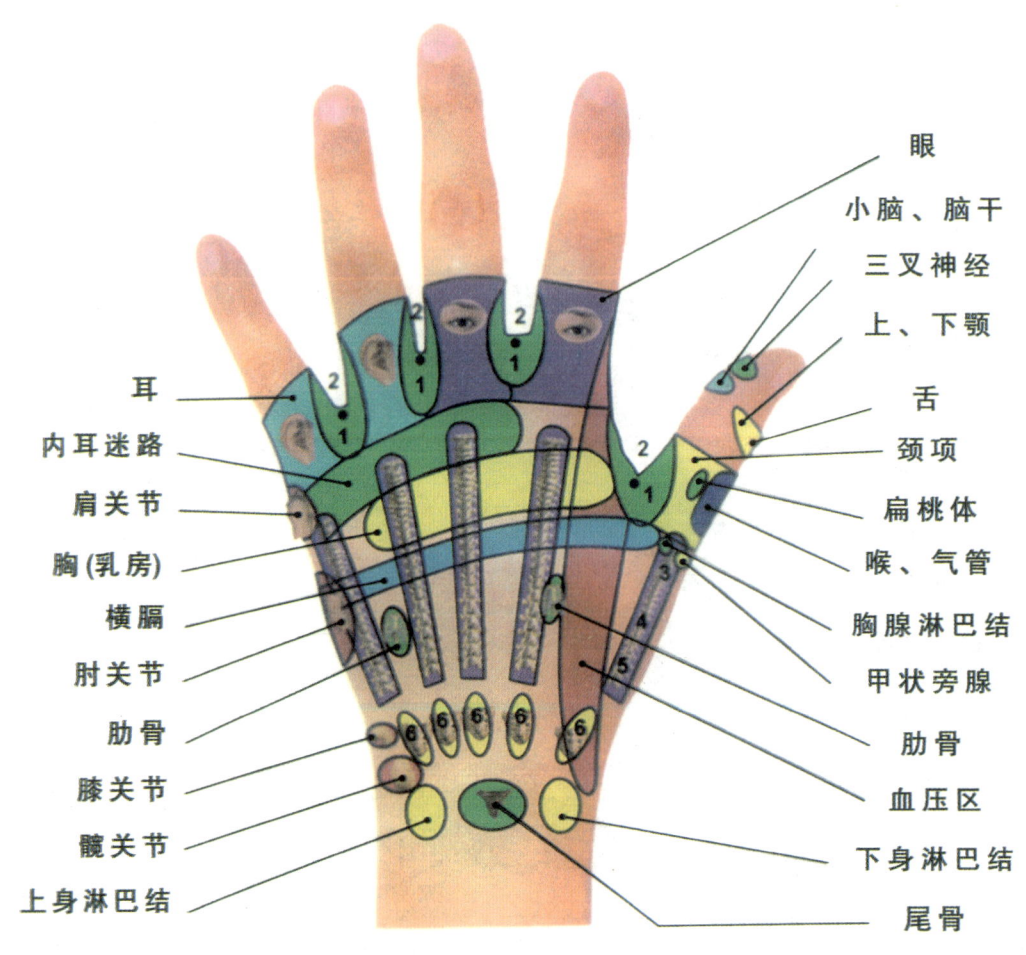

左手背面

1. 颈肩后区　2. 头颈淋巴结　3. 颈椎
4. 胸椎　　　5. 腰椎　　　　6. 骶骨

第八章 人体反射区按摩

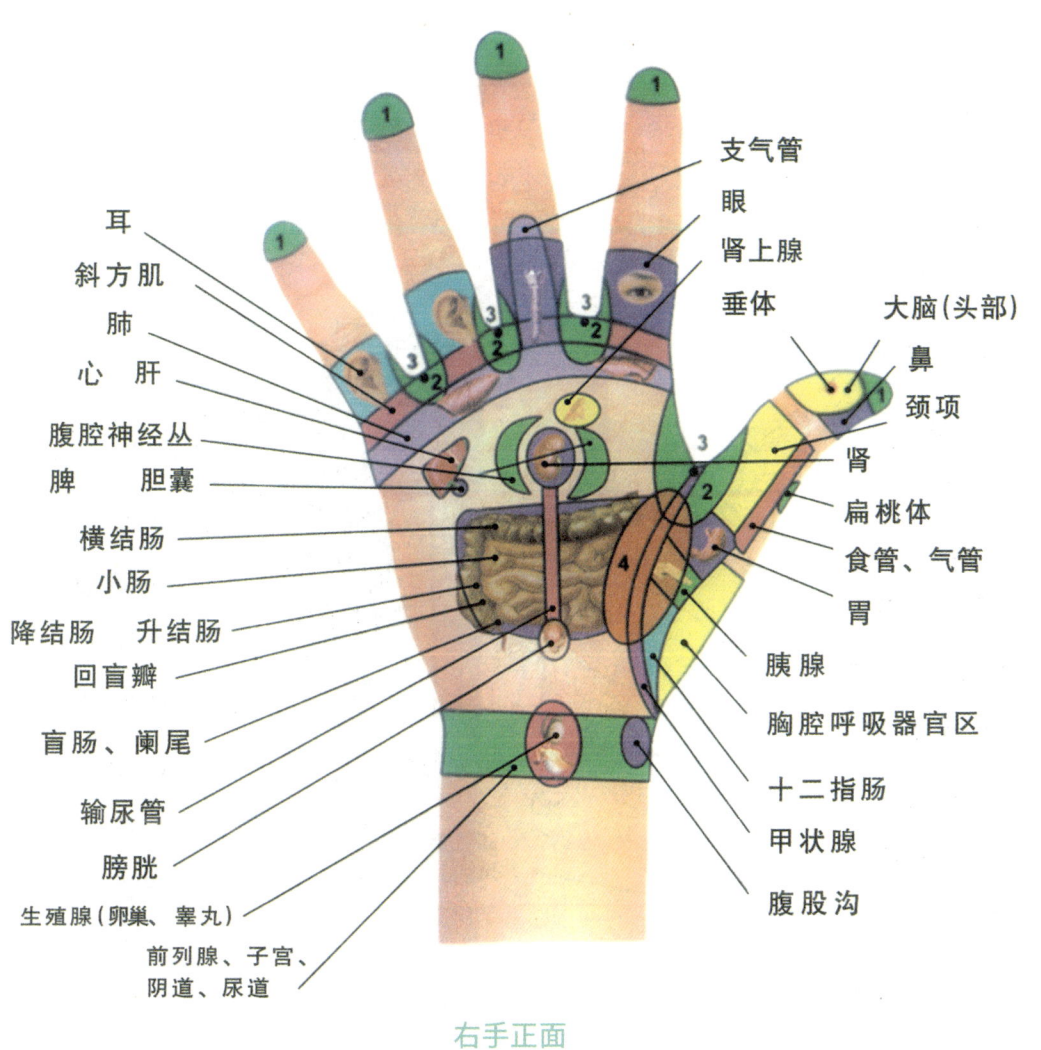

右手正面

1.额窦　2.颈肩前区　3.头颈淋巴结　4.胃脾大肠区

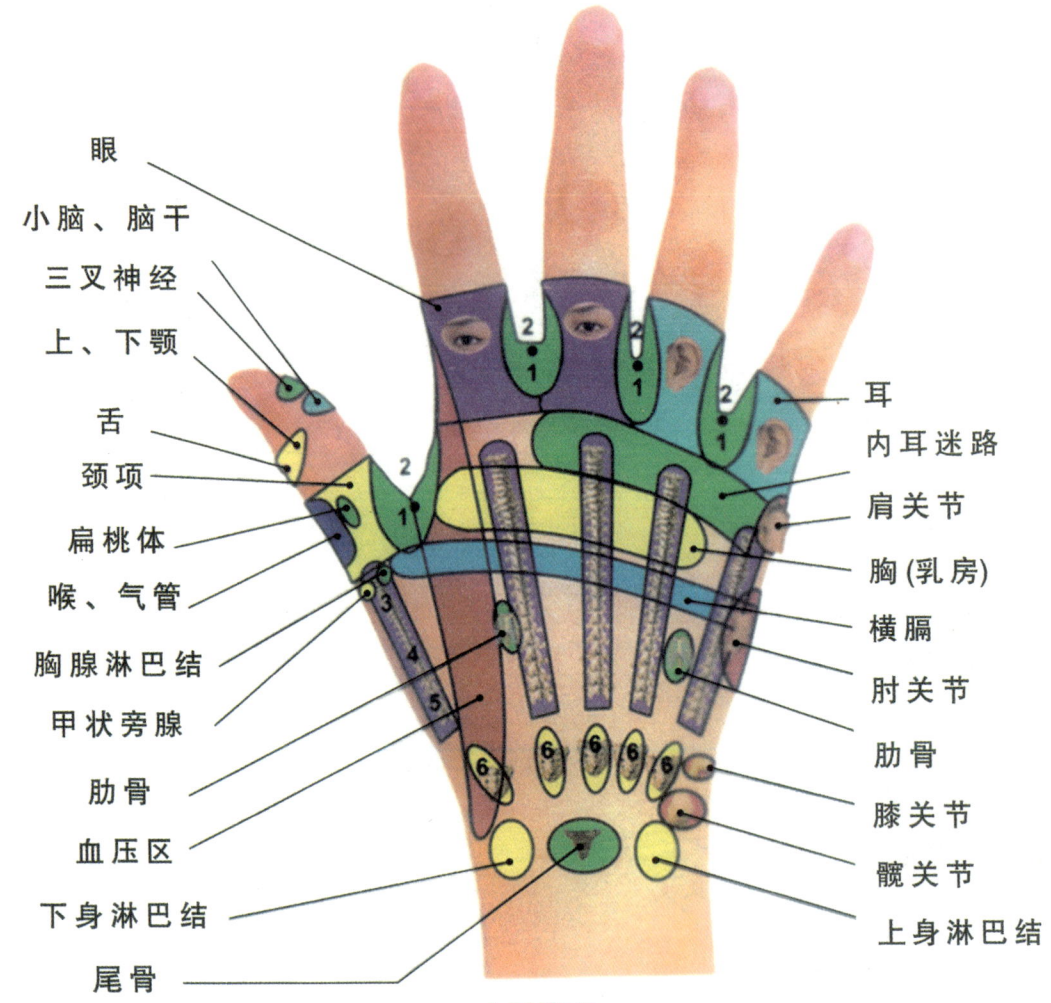

右手背面

1. 颈肩后区　2. 头颈淋巴结　3. 颈椎
4. 胸椎　　　5. 腰椎　　　　6. 骶骨

手部反射区按摩

大脑
主治：头痛，头晕，失眠，神经衰弱，视觉受损，脑震荡，脑卒中，高血压，中风。

按摩方法：用拇指或中指指尖按压此穴3~6分钟。

额窦
主治：前头痛，头顶痛，脑震荡，鼻窦炎，眼耳口鼻疾病。

按摩方法：用拇指指端或牙刷柄在反射区上点按20~30次。

鼻
主治：鼻炎，鼻窦炎，过敏性鼻炎，鼻出血，鼻息肉，上呼吸道感染，头晕，头痛。

按摩方法：用力掐揉或点按20~30次。

扁桃体
主治：扁桃体炎，上呼吸道感染，发热。

按摩方法：向手指尖方向用力推按，每次20~30次，以有麻胀感为宜。

颈项
主治：颈项酸痛，颈项僵直，颈部伤筋，落枕，头晕，头痛，颈椎病，高血压，消化道疾病。

按摩方法：向指根方向全方位推按，每日10次。

斜方肌
主治：颈，肩，背部疼痛，落枕，颈椎病。

按摩方法：由尺侧向桡侧推按或点按，每日20次。

眼
主治：结膜炎，角膜炎，近视，远视，青光眼，白内障，老花眼。

按摩方法：按压反射区敏感点20~30次，有麻胀感最佳；或由桡侧向尺侧推按，掌面和掌背各按数次。

耳（左耳反射区在右手上，右耳反射区在左手上）
主治：中耳炎，耳聋，耳鸣，眩晕，晕车船。

按摩方法：在反射区的敏感点用力按压30次。

甲状腺
主治：甲状腺炎，反烦躁，心悸，失眠，感冒。

按摩方法：由桡侧赤白肉际处推向虎口10~30次；揉按反射区敏感点10~30次。

颈肩区
主治：肩周炎，颈椎病，颈肩部筋膜炎，落枕。

按摩方法：由反射区向指根部用力推按或掐按10~20次。

肺、支气管
主治：肺炎，支气管炎，肺气肿，肺结核，肺癌，胸闷，鼻炎，皮肤病，便秘，腹泻。

按摩方法：从尺侧向桡侧推按20次；由中指根部向指尖方向推按10~30次，掐按中指根部敏感点20~30次。

心
主治：心律不齐，心绞痛，心悸，胸闷，高血压，低血压，失眠，盗汗。

按摩方法：向手指方法推按20~30次。

肝

主治：肝炎，肝硬化，腹胀，腹痛，眩晕，眼病，脾气暴躁，指甲疾患。

按摩方法：用左手示指和中指拿捏30次。

胆囊

主治：胆囊炎，胆石症，厌食，消化不良，高脂血症，惊恐不安，肝脏疾病，痤疮。

按摩方法：用力按压或拿捏20次。

肾上腺

主治：肾上腺功能亢进或低下，头晕，昏厥，高血压。指端麻痹，手掌多汗，感染，过敏性疾病，哮喘，风湿病，糖尿病，生殖系统疾病。

按摩方法：在反射区的敏感点用力按压20～40次。

肾

主治：肾炎，肾结石，高血压，水肿，贫血，慢性支气管炎，骨折，斑秃，前列腺炎。

按摩方法：在反射区的敏感点用力按压10～30次。

膀胱

主治：膀胱炎，尿道炎，高血压，动脉硬化。

按摩方法：向手腕方向点按20～30次。

输尿管

主治：输尿管炎，肾积水，高血压，动脉硬化，风湿症，泌尿系统感染。

按摩方法：向手腕方向推按20～30次，反射区有热胀感最佳。

生殖腺（卵巢、睾丸）

主治：性功能低下，不孕不育症，前列腺增生，痛经。

按摩方法：用力按揉反射区的敏感点20～40次。

前列腺、子宫、阴道、尿道

主治：前列腺炎，子宫内膜炎，阴道炎，尿道炎，尿路感染，白带增多。

按摩方法：由中间向两侧分推30～50次，有酸胀感为宜。

腹股沟

主治：性功能低下，前列腺增生，生殖系统疾病，疝气，小儿腹胀，年老体弱。

按摩方法：用力按揉反射区的敏感点20～30次。

胰腺

主治：胰腺炎，胰腺肿瘤，糖尿病，消化不良。

按摩方法：向手腕方向推按20～30次，每日数次。

食管、气管

主治：食管炎，食管肿瘤，气管疾病。

按摩方法：向指根方向推按或掐按20～40次，有酸麻感最佳。

胃

主治：胃炎，胃溃疡，胃痛，胃胀，消化不良，呕吐，胰腺炎，糖尿病，胆囊疾病。

按摩方法：向手腕方向推按20～30次。

十二指肠

主治：十二指肠溃疡，十二指肠炎，食欲不振，消化不良，腹胀，食物中毒。

按摩方法：向手腕方向推按20～30次。

小肠

主治：急慢性肠炎，腹泻，消化不良，食欲不振，心律失常，失眠。

按摩方法：用力向手腕方向快速、均匀推按20～40次。

大肠
主治：阑尾炎，结肠炎，直肠炎，腹痛，腹胀，腹泻，消化不良，便秘，痔疮，肛裂。
按摩方法：推按、按揉或掐揉20～30次。

盲肠、阑尾
主治：腹胀，腹泻，消化不良，阑尾炎及术后腹痛。
按摩方法：按揉或揉掐20～40次。

回盲瓣
主治：下腹胀气，腹痛。
按摩方法：每日掐揉数次。

升结肠
主治：腹痛，腹泻，结肠炎，结肠肿瘤，便秘。
按摩方法：向手指方向推按20～30次。

横结肠
主治：腹痛，腹胀，腹泻，结肠炎，便秘。
按摩方法：向手腕方向推按30次左右。

降结肠
主治：腹痛，腹胀，腹泻，肠炎，便秘，痔疮。
按摩方法：向手腕方向推按30次。

乙状结肠
主治：腹痛，腹泻，腹胀，乙状结肠炎，直肠炎，直肠癌，便秘，脱肛。
按摩方法：由尺侧向桡侧推按或点按20～40次。

肛管
主治：肛门周围炎，脱肛，肛裂，痔疮，便秘，便血。

按摩方法：用力掐按20～30次。

胸腔呼吸道器官
主治：肺炎，支气管炎，哮喘，胸闷，气短，咳嗽。
按摩方法：由反射区外侧向腕横纹推按10～30次。

胃脾大肠区
主治：腹痛，腹胀，腹泻，肠炎，消化不良，食欲不振，便秘。
按摩方法：在反射区的刺激痛点反复点刺或掐揉20～30次，至有酸胀感为宜。

脾
主治：发热，贫血，高血压，肌肉酸痛，舌炎，唇炎，食欲不振，消化不良，皮肤病。
按摩方法：在反射区的敏感点用力按压20～40次。

腹腔神经丛
主治：腹胀，腹泻，呃逆，头痛，烦躁，失眠，更年期综合征，生殖系统疾病。
按摩方法：在反射区的敏感点用力按压10～30次。

直肠、肛门
主治：内痔，外痔，肛裂，肛周囊肿，便血，大便燥结，脱肛。
按摩方法：用力向手腕方向推按40次。

小脑、脑干
主治：头痛，眩晕，失眠记忆力减退，脑震荡，高血压，肌腱关节疾病。
按摩方法：从指间分别向指根用力推按或掐按20～40次。

垂体
主治：内分泌失调，小儿生长不良，更年

期综合征，骨质疏松，心脏病，高血压，低血压，贫血。

按摩方法：用拇指指尖点按或掐按，或硬的牙刷柄点按20～40次。

三叉神经

主治：偏头痛，牙痛，眼眶痛，面神经麻痹，三叉神经痛，失眠，感冒，腮腺炎。

按摩方法：用拇指向虎口方向推按或掐按30次。

内耳迷路（平衡器官）

主治：头晕，晕动症，美尼尔综合征，耳鸣，高血压，低血压，平衡障碍。

按摩方法：在反射区的敏感点以拇指，示指沿指缝向手指方向推按10～20次。

喉、气管

主治：气管炎，咽喉炎，咳嗽，气喘，上呼吸道感染，声音嘶哑。

按摩方法：在反射区的敏感点向手腕方向推按10～20次。

舌、口腔

主治：口腔溃疡，口舌生疮，口干舌裂，味觉异常，上呼吸道感染。

按摩方法：用力掐揉或点按10～20次。

上、下颌

主治：牙周炎，牙龈炎，龋齿，口腔溃疡，颞下颌关节炎，打鼾。

按摩方法：在反射区的压痛点由尺侧向桡侧推按或点按20下。

胸、乳房

主治：胸部病症，呼吸系统病症，食道病症，心脏病，乳房疾病，胸闷，重症肌无力。

按摩方法：由腕背方向向桡侧推按或掐按20次。

横膈膜

主治：腹胀，腹痛，呃逆，恶心，呕吐。

按摩方法：由拇指指腹推按或揉按20～30次。

甲状旁腺

主治：甲状旁腺功能低下或亢进，过敏性疾病，低钙性肌肉痉挛，心悸，失眠，癫痫，呕吐，白内障。

按摩方法：在反射区的敏感点用力按压10～30次。

肩关节（手背部为肩前反射区，赤白肉际处为肩中反射区，手掌部位肩后反射区）

主治：肩关节周围炎，肩部损伤，肩峰下滑囊炎，手臂酸痛，手麻，白内障。

按摩方法：在反射区的敏感点用力掐按10～30次。

肘关节

主治：肘部疾病，髌上滑囊炎，上肢瘫痪，手臂麻木，增生性关节炎等膝部疾病。

按摩方法：在反射区敏感点点刺或掐揉20～30次。

髋关节

主治：髋关节疾病，坐骨神经痛，腰背酸痛，肩关节疼痛。

按摩方法：在反射区敏感点用力掐按20～30次。

膝关节

主治：膝关节骨性关节炎，下肢瘫痪，肘关节病变。

按摩方法：在反射区的刺痛点反复点刺或掐揉20～30次，以有热胀感为宜。

血压区
主治：眩晕，头痛，高血压，低血压，呕吐，发热，胃痛，便秘。
按摩方法：每次按揉反射区10～20分钟为宜。

胸腺淋巴结
主治：囊肿，发热，各种炎症，乳房或胸部肿块，免疫力低下。
按摩方法：在反射区的敏感点用力按压20～30次。

头颈淋巴结
主治：淋巴结肿大，甲状腺肿大，甲状腺功能亢进，眼、耳、鼻、舌、口腔、牙齿等疾患。
按摩方法：用力点掐20次。

下身淋巴结
主治：发热，水肿，炎症，囊肿，子宫肌瘤，免疫力低下。
按摩方法：在反射区的敏感点用力按压10～30次，有酸胀感为宜。

上身淋巴结
主治：发热，水肿，炎症，囊肿，子宫肌瘤，免疫力低下。
按摩方法：在反射区的敏感点用力按压10～30次，局部感觉酸麻最佳。

脊柱
主治：颈椎病，背部不适，落枕，腰痛，腰肌劳损，腰椎间盘突出。
按摩方法：在反射区的敏感点用力推按或揉按20～30次。

颈椎
主治：颈项僵直，颈项酸痛，头晕，头痛，落枕，各种颈椎病变。
按摩方法：由反射区敏感点的远端向手腕方向推按20～30次。

胸椎
主治：腰脊强痛，胸椎间盘突出，循环或呼吸系统引起的胸闷，胸痛。
按摩方法：由反射区敏感点的远端向手腕方向推按10～30次，至有酸麻热胀感为宜。

腰椎
主治：腰酸背痛，腰椎骨刺，腰脊强痛，腰椎间盘突出，慢性腰肌劳损，腰椎骨质增生，坐骨神经痛。
按摩方法：由反射区敏感点的远端向手腕方向推按20～40次，至有酸麻热胀感为最佳。

骶骨
主治：骶骨受伤，骶骨骨刺，坐骨神经痛，便秘。
按摩方法：由反射区敏感点的远端向手腕方向用力掐按20～30次，至有酸麻热胀感为宜。

尾骨
主治：坐骨神经痛，尾骨受伤后遗症，疼痛。
按摩方法：由反射区敏感点用力掐按20～30次。

肋骨
主治：胸膜炎，胸闷，肋膜炎，肋骨损伤，肋骨疼痛。
按摩方法：在反射区敏感点用力按20～30次，每日数次，至反射区有热胀感为宜，避免损伤皮肤。

二、足部反射区按摩

◐ 简要说明

身体与足部反射区是有对应关系的。躅趾相当于头部。足底的前半部相当于人的胸。足底的中部相当于人的腹部。足跟相当于盆腔。

脚外侧由上而下是肩、肘、膝等关节。脚内侧是弯弯的足弓就相当于人的脊椎弧线。人体颈项以上的组织器官，在足部反射区是呈左右交叉分布现象的。

绝大多数反射区的分布位置，两足基本相同。但也有少数反射区只分布于左足或右足，如心、脾、降结肠、乙状结肠及直肠、肛门反射区只存在于左足。而肝、胆囊、盲肠及阑尾、回言瓣和升结肠反射区只存在于右足。

◐ 足部常用按摩方法

1. 食指扣拳法

一手握住足部，另一只手食指第1，2节指关节屈曲扣紧，其余四指握拳，以食指中节第1指间关节背侧按压。

本法主要为腕关节施力，将拇指固定在中指上顶住弯曲的食指，以防止食指滑动影响疗效。食指扣拳法可广泛用于多个反射区，如胃、胰脏、十二指肠溃疡、肝、胆、肾、心脏等。

2. 双食指压刮法

双手屈伸的食指桡侧缘来压刮反射区。腕关节带动食指、中指、无名指、小指施加压力，以示指侧缘着力。

双食指压刮法适合胸部淋巴、内耳迷路、内外踝下方的生殖腺反射区等。

3. 双拇指推掌法

双手拇指和其余四指张开，四指贴附于体表起支撑作用，以拇指指腹着力于反射区稍用力单向压推。

压推时不可用力过重，以腕关节活动带动拇指操作。双拇指推掌法适用于肩胛骨、膈肌。也可以用于按摩前后的足部放松。

第八章 人体反射区按摩

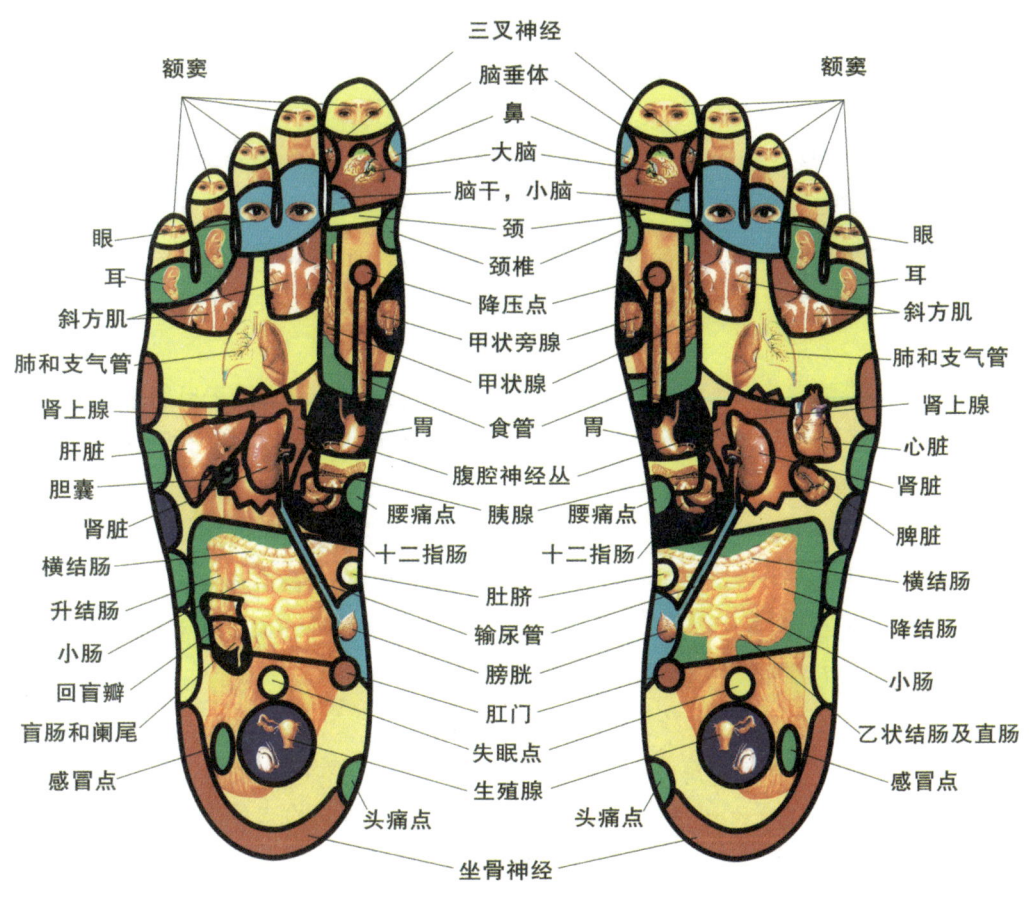

足底反射区

▶ 足底反射区主治

肾上腺
主治：心律不齐，昏厥，心悸，心慌，哮喘，关节炎等。
按摩方法：拇指指尖向足跟方向按压3～5次。按压节奏稍慢，有温热感为宜。

腹腔神经丛
主治：胃肠神经官能症，便秘，胃痉挛，呃逆，反酸等。
按摩方法：单示指扣拳法左弧形刮压3～5次。按摩力度均匀，逐渐用力以增强渗透力。

肾脏
主治：肾盂肾炎，肾结石，肾功能不全，水肿，尿毒症，风湿热，关节炎，高血压。
按摩方法：示指扣拳定点按压5～6次。节奏稍慢。

输尿管
主治：输尿管炎，输尿管狭窄，排尿困难，关节炎，痛风，高血压等。
按摩方法：示指扣拳从肾脏反射区经过输

尿管反射区推按至膀胱反射区，每次3~5次。力度均匀，平稳，避免滑脱。

膀胱
主治：肾结石，膀胱结石。膀胱炎，水肿。阴道炎，动脉硬化，高血压等。

按摩方法：示指扣拳点按，由前向后推按3~5次。

额窦
主治：脑中风，脑震荡，头痛，头重，失眠，鼻窦炎及眼、耳、口腔疾患等。

按摩方法：示指扣拳由内向外推压拇趾3~5次，其余趾额窦反射区由前向后推压3~5次。力度均匀，平稳，避免滑脱。

三叉神经
主治：偏头痛，面神经麻痹，失眠，头痛，腮腺炎，耳、眼、鼻、牙的疾患等。

按摩方法：拇指指腹或拇指指间关节背侧屈曲，由趾端向趾根部方向推按3~5次。该区较敏感，力度不宜过大。

脑垂体
主治：甲状腺功能亢进或低下，脾功能亢进，胰腺炎，糖尿病，小儿发育不良，遗尿，更年期综合征等。

按摩方法：示指扣拳法由足拇趾趾端向足跟反方向扣压3~5次。按摩力度均匀。

颈项
主治：颈项部扭挫伤，落枕，寰枢关节半脱位，颈椎病，高血压病等。

按摩方法：拇指指端由外向内推压6~5次。推压速度宜缓慢。

鼻
主治：慢性鼻炎，鼻出血，鼻窦炎，鼻息肉，鼻塞，流涕等。

按摩方法：拇指或单示指扣拳推压3~5次。力度要均匀、平稳。

大脑
主治：血管病变，脑震荡，头昏，头痛，失眠，瘫痪，高血压，视力减退等。

按摩方法：示指扣拳法曲足拇趾趾端向方向扣压5~5次。按压节奏要稍慢，以有温热感为宜。

小脑、脑干（小脑及脑干反射区位于右脚上，右半球小脑反射区位于左脚上。）
主治：脑震荡，失眠，头痛，头晕，高血压，肌肉痉挛等。

按摩方法：拇指指端或单示指扣拳点按。由前向后推压3~5次。力度要适中，不可按揉、刮擦出皮肤皱褶。

眼睛
主治：视神经炎，结膜炎，角膜炎，近视，远视，青光眼，白内障，视网膜出血，睑腺炎等。

按摩方法：示指扣拳点按3~5次，或由趾端向趾跟方向推压3~5次。

耳朵
主治：中耳炎，耳聋，耳鸣，重听，外耳道疖肿，腮腺炎等。

按摩方法：示指扣拳点按3~5次，或由趾端向趾跟方向推压3~5次。

甲状腺
主治：甲状腺更能亢进或低下，慢性甲状腺炎，地方性甲状腺肿大，高血压等。

按摩方法：拇指桡侧由后向前推按5~7次。

斜方肌
主治：肩背酸痛，手指麻木无力，肩关节疼痛等。

按摩方法：示指扣拳由内向外压刮3~5次。

肺和支气管
主治：上呼吸道感染，肺结核，咳嗽，哮喘，肺气肿，胸闷气短等。
按摩方法：示指扣拳由内向外压刮，反复压刮3~5次。

心脏
主治：心律不齐，心肌炎，冠心病，高脂血症，心力衰竭和休克等。
按摩方法：对于虚弱的人用示指扣拳法，由足跟向趾方向压刮；对于比较强壮的人由趾端向足跟方向压刮，反复3~5次。

脾脏
主治：食欲不振，消化不良，腹泻，便秘，贫血，可增强机体免疫功能。
按摩方法：示指扣拳法，由前向后压刮6~5次。

肝脏
主治：急慢性肝炎，肝硬化，肝大，肝功能不良，胸肋胀满，厌油纳差等。
按摩方法：示指扣拳，由后向前压刮6~5次。

胆囊
主治：急慢性胆囊炎，胆石症，消化不良，胆道蛔虫症等。
按摩方法：示指扣拳定点深压3~5次。有温热感为宜。3~5次。力度要均匀，速度宜快。

盲肠和阑尾
主治：下腹部胀气，疼痛，阑尾炎，盲肠炎，还可用于缓解手术后遗症等。
按摩方法：示指扣拳点按3~5次。

回盲瓣
主治：消化系统吸收障碍性等。

按摩方法：示指扣拳点按3~5次。

升结肠
主治：便秘，腹泻，腹痛，腹胀及结肠炎等。
按摩方法：示指扣拳，或拇指指腹由后向前推按3~5次。

横结肠
主治：腹痛，腹泻，腹胀，肠炎等。
按摩方法：示指扣拳或拇指指腹压刮3~5次。

乙状结肠和直肠
主治：直肠炎，乙状结肠炎，便秘，腹泻，肠息肉，直肠癌等。
按摩方法：示指扣拳或拇指指腹压刮3~5次。

肛门
主治：便秘，痔疮，瘘管，直肠静脉曲张，肛裂，大便失禁等。
按摩方法：示指扣拳点按3~5次。从内下向外上，用力要均匀并逐次加重。

生殖腺（男性睾丸，女性卵巢）
主治：男性阳痿，遗精，滑精，睾丸炎，附睾炎；女性月经不调，痛经，闭经，卵巢囊肿，更年期综合征。
按摩方法：示指扣拳定点按压3~5次。按压时不要移动，力度均匀，逐渐用力。

降结肠
主治：腹痛，腹泻，胃肠胀气，急慢性肠炎等。
按摩方法：示指扣拳或拇指指腹压刮3~5次。

失眠点
主治：失眠，头昏头痛，记忆力减退，对盆腔病变有一定疗效。
按摩方法：示指扣拳定，点按压3~5次。

血压点

主治：高血压，高血脂，头昏，头痛，眼胀，耳鸣，口干口苦，胸闷易怒等。

按摩方法：示指扣拳定点按压6~5次，病情较重者可多次按压。

胃

主治：胃脘痛，胃酸过多，胃溃疡，消化不良，胃下垂，急慢性胃炎等。

按摩方法：示指扣拳定点按压或由前向后推按3~5次。

胰脏

主治：糖尿病，皮肤瘙痒，胰腺炎，胰腺囊肿等。

按摩方法：示指扣拳定点按压或曲前向后推按3~5次。按摩力度均匀。

十二指肠

主治：十二指肠溃疡，消化不良，腹部饱胀，呕吐酸水等。

按摩方法：示指扣拳定点按压，或由前向后推按3~5次。

小肠

主治：胃肠胀气，腹痛腹泻，消化不良等。

按摩方法：多指扣拳法，由前向后压刮。

足内侧反射区

▶ 足内侧反射区说明

颈椎

主治：颈项疼痛，颈椎骨质增生，颈椎错缝等。

按摩方法：拇指指腹由前向后推压6~5次。

胸椎

主治：胸椎骨折，胸椎后关节紊乱症等。

按摩方法：拇指指腹由前向后推压3~5次。

骶椎

主治：腰骶部酸痛，骶髂关节炎，梨状肌综合征等。

按摩方法：拇指指腹由前向后推压3~5次。

内尾骨

主治：尾骨骨折后遗症，坐骨神经痛等。

按摩方法：示指桡侧面在内踝后下方，由后向前刮压3～5次。

前列腺或子宫
主治：前列腺肥大，前列腺炎，子宫肌瘤，宫颈炎等生殖系统疾病。
按摩方法：双拇指指腹由后上向前下方推压3～5次。节奏稍慢，渗透力要强。

尿道（阴道或阴茎）
主治：尿道炎，阴道炎，排尿困难，尿频，尿失禁，遗尿等。
按摩方法：示指扣拳从膀胱区后下方向内踝的后下方推3～5次。

内侧髋关节
主治：髋关节炎，髋关节扭、挫伤，坐骨神经炎等。
按摩方法：拇指指腹绕内踝由前向后推压3～5次。该区较敏感，力度不宜过大。

肛门、直肠、括约肌
主治：脱肛，肛裂，痔疮，直肠息肉，直肠肿瘤，便秘等。
按摩方法：拇指指腹由下向上推压6～5次。

内侧坐骨神经
主治：坐骨神经炎，梨状肌综合征，腓总神经损伤等。
按摩方法：拇指指腹由下向上推按3～5次。

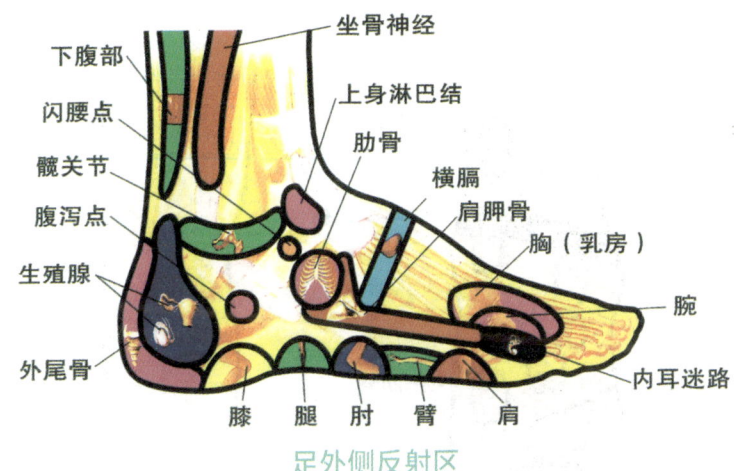

足外侧反射区

▶ 足外侧反射区说明

肩关节
主治：肩关节周围炎，肱二头肌肌腱炎等。
按摩方法：示指扣拳曲前向后压刮3～5次。

手臂
主治：上肢无力，肩周炎，上肢酸痛麻痹等。
按摩方法：示指压刮法由前向后压刮3～5次。

肘关节
主治：肘关节外伤疼痛，功能活动障碍等病症。
按摩方法：双手示指扣拳从前、后各向中部按压3～5次。

膝关节

主治：膝关节炎，半月板损伤，内外侧副韧带损伤等。

按摩方法：示指扣拳定点按压并环绕反射区半月形周边压刮3～5次。

外尾骨

主治：尾骨脱位，尾骨骨折后遗症，坐骨神经痛，臀肌筋膜炎等。

按摩方法：示指桡侧由上而下再向前刮、点压3～5次。

生殖腺（男性睾丸、女性卵巢）

主治：阳痿，遗精，睾丸炎，月经不调，痛经，更年期综合征等。

按摩方法：双示指桡侧由反射区中点向两侧同时刮推3～5次。

外侧髋关节

主治：髋关节炎，髋关节扭伤，挫伤，坐骨神经炎等。

按摩方法：拇指指腹绕外踝曲前向后推压6～5次。此区较敏感，力度不宜过大。

下腹部

主治：经期腹痛，月经不调，性功能低下及盆腔疾病。

按摩方法：拇指指腹由下向上滑压5～5次。

外侧坐骨神经

主治：坐骨神经炎，梨状肌综合征，腰椎间盘突出等。

按摩方法：拇指指腹由下向上推按6～5次。按摩力度均匀，逐渐用力以增强渗透力。

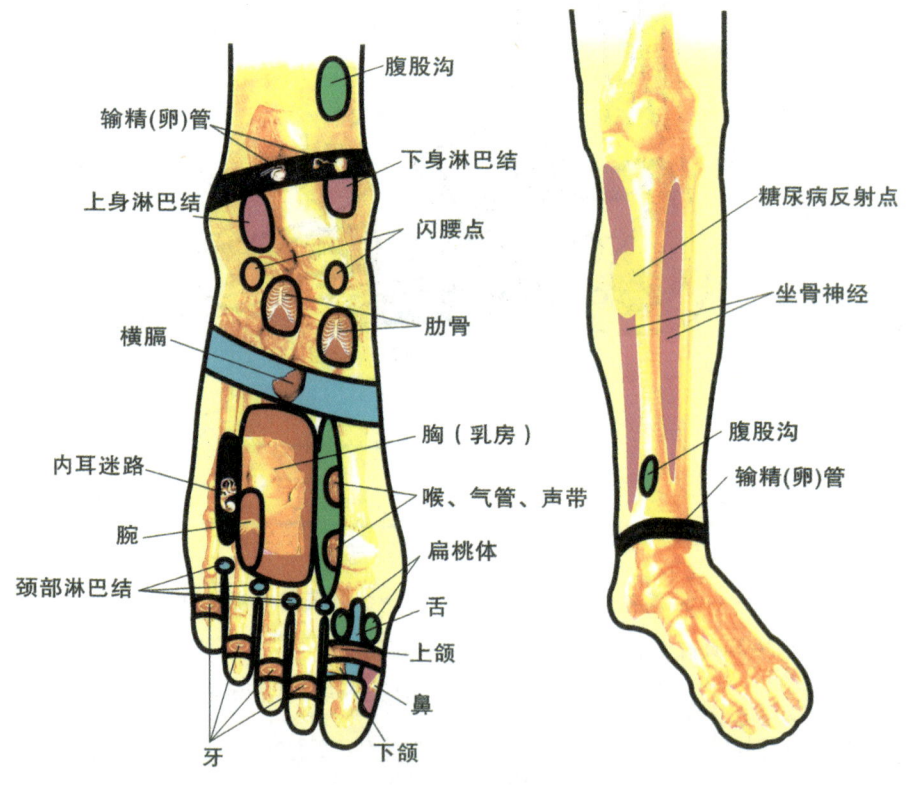

足背反射区

◐ 足背反射区说明

上颌骨
主治：牙痛，上颌感染，口腔溃疡，牙周病等。
按摩方法：拇指指腹由内向外平推6～5次。

下颌骨
主治：牙痛，下颌感染，下颌关节炎，下颌关节紊乱等。
按摩方法：拇指指腹由外向内平推3～5次。

扁桃体
主治：扁桃体炎，发热，感冒，慢性咽喉炎等。
按摩方法：拇指指端或双示指指端同时向中点挤按3～5次。向斜上方按压，用力要均匀并逐次加重。

咽喉
主治：咽炎，扁桃体炎，喉炎，咽喉肿痛，声音嘶哑，咳嗽，气喘及上呼吸道感染等。
按摩方法：拇指指端或示指指端点按压或按揉3～5次。

气管、食道
主治：咽喉炎，气管炎，咽炎，失音，声门水肿，声音嘶哑等。
按摩方法：拇指指端或示指指端定点按压或按揉3～5次。

胸部淋巴结
主治：各种炎症，发热，胸痛，乳房肿块，食道疾患等。同时能增强机体免疫力。
按摩方法：示指桡侧由后向前刮压3～5次。

内耳迷路
主治：头晕，晕车，晕船，高血压，低血压，耳聋，耳鸣，平衡障碍等。
按摩方法：示指桡侧由后向前刮压3～5次。

乳房、胸部
主治：乳腺炎，乳腺囊肿，胸闷，胸痛，经期乳房胀痛，食道疾患等。
按摩方法：双手拇指指腹由前向后推按，双拇指平推和单拇指补推各做3～5次。

膈、横膈膜
主治：呃逆，膈疝引起的腹部膨胀，腹痛，恶心，呕吐，呃逆等。
按摩方法：双手示指桡侧由反射区中点向两侧同时刮推3～5次。

内侧肋骨、外侧肋骨
主治：肋软骨炎，胸闷，肋间神经痛，盆腔炎，肋骨骨折后遗症等。
按摩方法：双拇指指腹沿两个小凹陷推按再分开，重复3～5次。

腹股沟
主治：各种慢性病症，性功能障碍等。
按摩方法：拇指指腹定点按揉3～5次。

上身淋巴系统
主治：发热，腮腺炎，蜂窝组织炎，子宫肌瘤，还能增强机体的抵抗力。
按摩方法：示指扣拳定点按压3～5次。

下渗淋巴系统
主治：发热，踝部肿胀，足跟痛，子宫肌瘤，还能增强机体抗病能力。
按摩方法：示指扣拳定点按压3～5次。

肩胛骨

主治：肩关节周围炎，岗上肌腱炎，菱形肌劳损，肩背部肌筋膜炎等。

按摩方法：拇指指腹沿足趾向踝关节方向推按至骰骨处向左右分开，反复3～5次。

解溪（化痰）

主治：气管肺炎，痰多，气喘，腕关节疾患等。

按摩方法：拇指指腹定点按揉3～5次。按压时可配合活动踝关节，用力要均匀。

保健按摩专家建议：按摩反射区的技巧

按摩三叉神经、小脑及脑干等足趾部反射区时，可用左手扶持在足趾关节背面，以免足趾不稳定影响按摩力度，影响按摩效果。

小脑及脑干反射区局部解剖结构特殊，脂肪组织薄弱，在按摩时力度要轻柔、由轻到重，依据患者身体情况施力。

按摩眼、耳在足部反射区时，要注意全面按摩。眼、耳反射区各自包括五个点、六个面，五点分布在足趾趾关节的掌侧，眼反射区的六面位于2、3足趾上，耳反射区的六面位于4、5足趾上。

按摩五点时用单指扣拳法，按摩六面时用拇指指腹由趾端向趾跟方向推压，动作要连贯，速度舒缓，不宜过快。

按摩时的频率要均匀，力度要持久，不宜忽快忽慢，忽轻忽重。

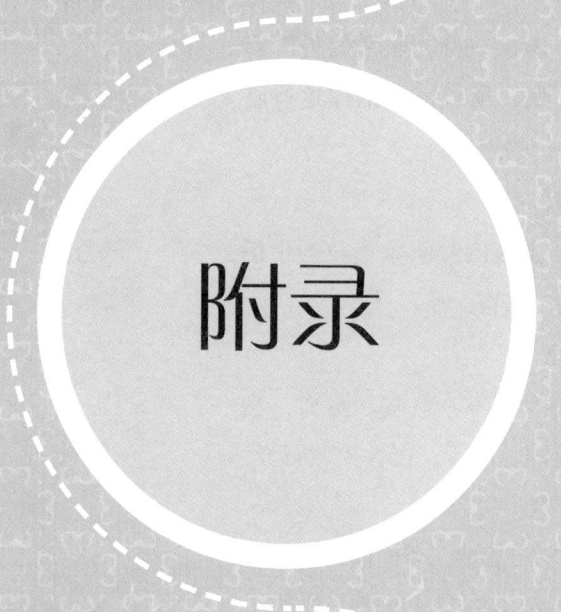

附录

一、人体经络穴位图解

手太阴肺经

1. 手太阴肺经一侧有11个穴位。左右共22个穴位。其中9个分布于上肢，2个在前胸上部。

首穴中府，末穴少商。联系的脏腑有胃、肺、咽、大肠，所以能够治疗这些脏器和器官所在部位的疾病。

2. 经络循行

侧胸部──上肢内侧前缘──拇指指端，属肺络大肠，系胃、喉。

3. 防治病症

呼吸道病症：咳嗽、气喘、咯血、胸部满痛、咽喉疼痛、咽干、慢性支气管炎、肺炎、鼻塞、哮喘、失音等；

消化系统疾病：胃酸、胃出血；

泌尿生殖系统疾病：小便频数、闭经；

神志病：昏厥、癫狂；

经脉循行所过处不适：肩臂痛、肘臂痛、手腕痛、手指麻木及疼痛、锁骨上窝痛、胸部烦满；

其他：牙痛、心悸。

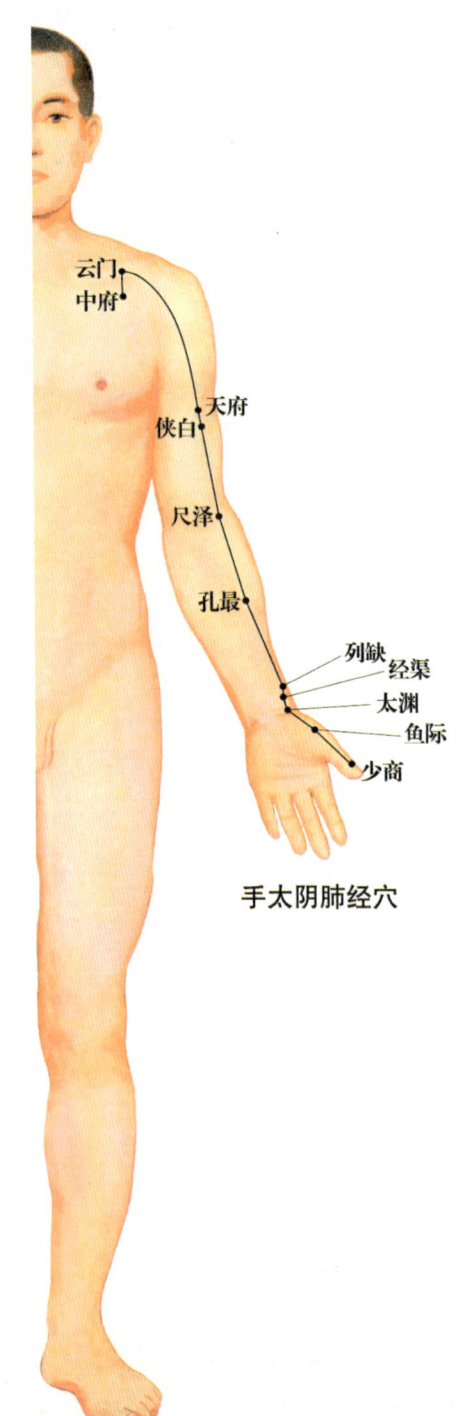

手太阴肺经穴

手阳明大肠经

1. 手阳明大肠经一侧有20个穴位,左右共40个穴位,其中18个分布于上肢,2个在面部。首穴商阳,末穴迎香。联系的脏腑和器官有肺、大肠、口、上齿、鼻,所以能够治疗这些脏器和器官所在部位的疾病,有清热、消肿、止痛的效果。

2. 经络循行

示指末端——上肢外侧前缘——肩关节前缘——颈部——面颊——下齿中——鼻旁,属大肠络肺。

3. 防治病症

呼吸系统疾病:咽喉病、鼻塞,流清涕或出血;

消化系统疾病:口干、腹痛、腹痛、肠鸣、泄泻、便秘、痢疾;

运动系统疾病:肩前、上臂部痛、大指侧的次指(示指)痛而不好运用;

经脉循行部位的其他病症,如齿痛、颈肿、面瘫、眼睛昏黄。

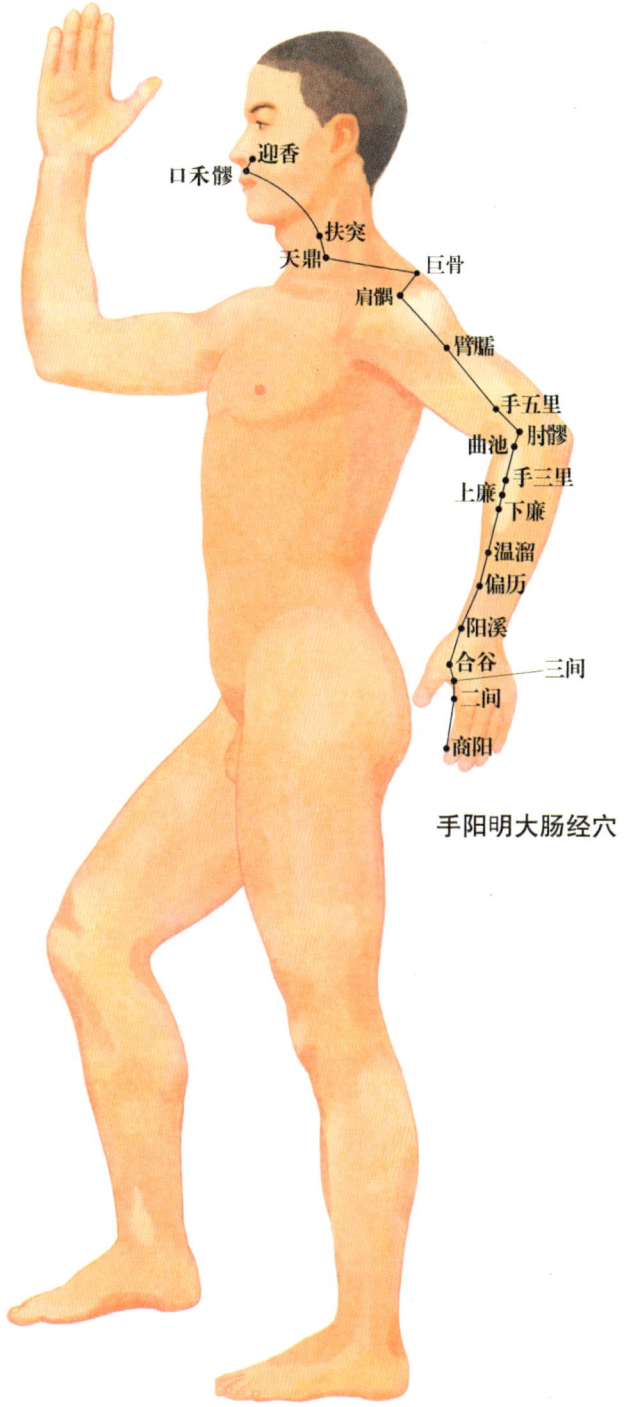

手阳明大肠经穴

足阳明胃经

1. 足阳明胃经首穴承泣末穴厉兑。左右各45穴。30个穴位分布在头面部、胸部和腹部。15个穴位分布在下肢前外侧面。

2. 经络循行

眼睛下方——面颊——颈前部——胸部——腹部——下肢外侧前缘——第2脚趾端,属胃络脾。

3. 防治病症

消化系统疾病:胃痛,腹痛,腹水,呕吐或消谷善饥,肠鸣腹胀;

呼吸系统疾病:口渴,咽喉肿痛,鼻出血,胸部及膝髌等本经循行部位疼痛;

神经系统疾病:发狂、神志病;

其他:齿痛。

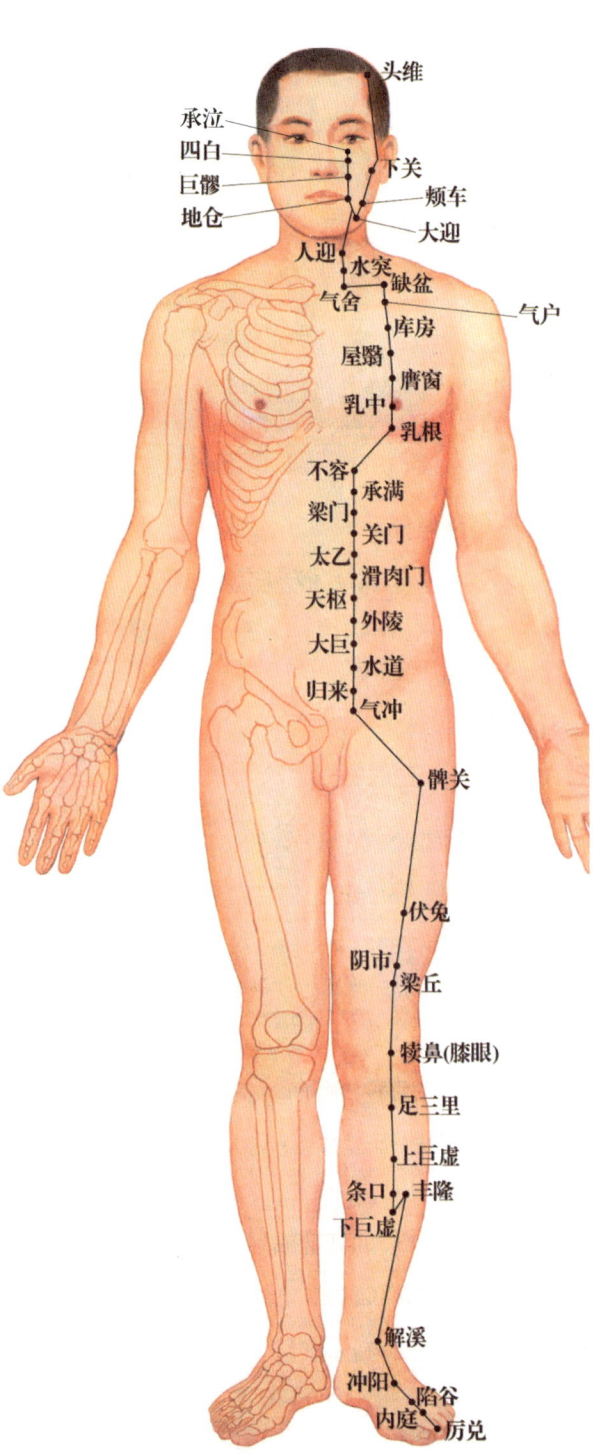

足太阴脾经

1. 本经一侧21穴（左右两侧共42穴）。其中11个穴位分布于下肢内侧面的前面，10个穴位分布于侧胸腹部。

首穴隐白，末穴大包。主治脾、胃等消化系统病症、泌尿生殖系统病症，以及本经脉所经过部位之病症。

2. 经络循行

足大趾内侧端——腿内侧中线至前缘——腹部——胸部，属脾络胃，系心，舌。

3. 防治病症

消化系统疾病：胃病、腹胀、便溏、痢疾、胃脘痛、嗳气、身重无力；

泌尿生殖系统疾病：妇科、前阴病；

其他：舌根强痛、下肢内侧肿胀。

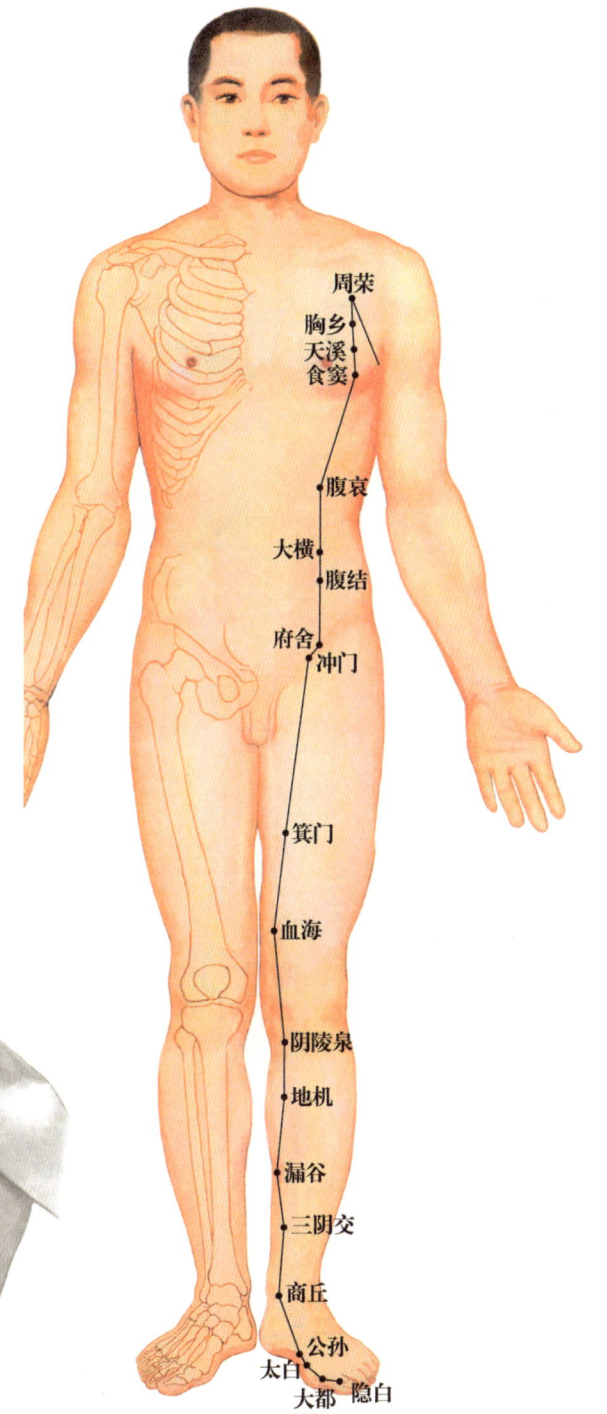

手少阴心经

1. 本经一侧9个穴位（左右两侧共18个穴位）。其中8个穴位分布于上肢，1个穴位在侧胸上部。首穴极泉，末穴少冲。

联系的脏腑器官有心、小肠、肺、咽、目，所以能够治疗这些脏器和器官所在部位疾病，可以宁心安神，活络止痛，改善心痛、心悸等。

2. 经络循行

腋下——上臂内侧后缘——小指端，属心络小肠，系咽、目。

3. 防治病症

消化系统疾病：咽干、口渴、干呕、胃痛、胃脘部疼痛；

运动系统疾病：胁痛、上臂内侧痛、指挛、腕部疼痛；

循环系统疾病：心痛、心悸；

神经系统疾病：头痛、目眩、失眠、健忘、癫狂；

经脉循行处不适：手心发热、乳汁分泌不足、腋臭、胸闷、腋下肿痛；

其他：目黄、眼睛充血、颈淋巴结核、排尿困难。

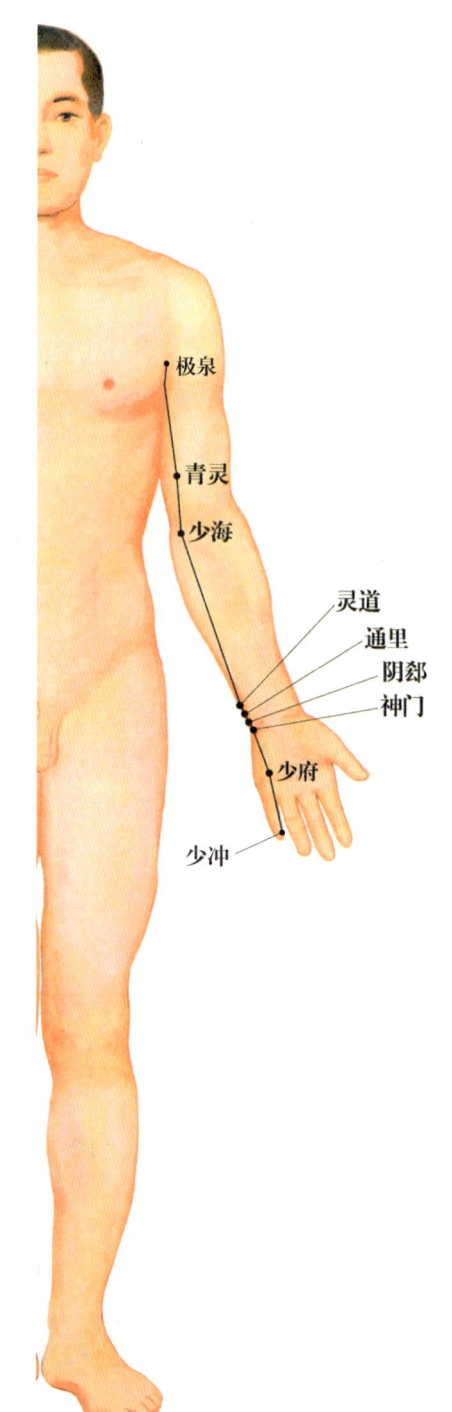

手太阳小肠经

1. 手太阳小肠经一侧19个穴位，左右共38个穴位。其中8个分布于上肢，11个在肩部颈部和面部。首穴少泽末穴听宫。

联系的脏器和器官有小肠、心、胃、咽、目、耳、鼻，所以能够治疗这些脏器和器官所在部位的疾病。

2. 经络循行

小指外侧末端——上臂外侧后缘——肩胛——侧颈部——面部——眼睛——耳前，属小肠络心，系胃、耳、目。

3. 防治病症

消化系统疾病：小腹胀痛；

运动系统疾病：肩臂颈项转侧不利，外侧后缘痛；

呼吸系统疾病：咽喉肿痛；

神经系统疾病：癫痫、晕厥；

其他：热病、耳聋、目黄、颊肿。

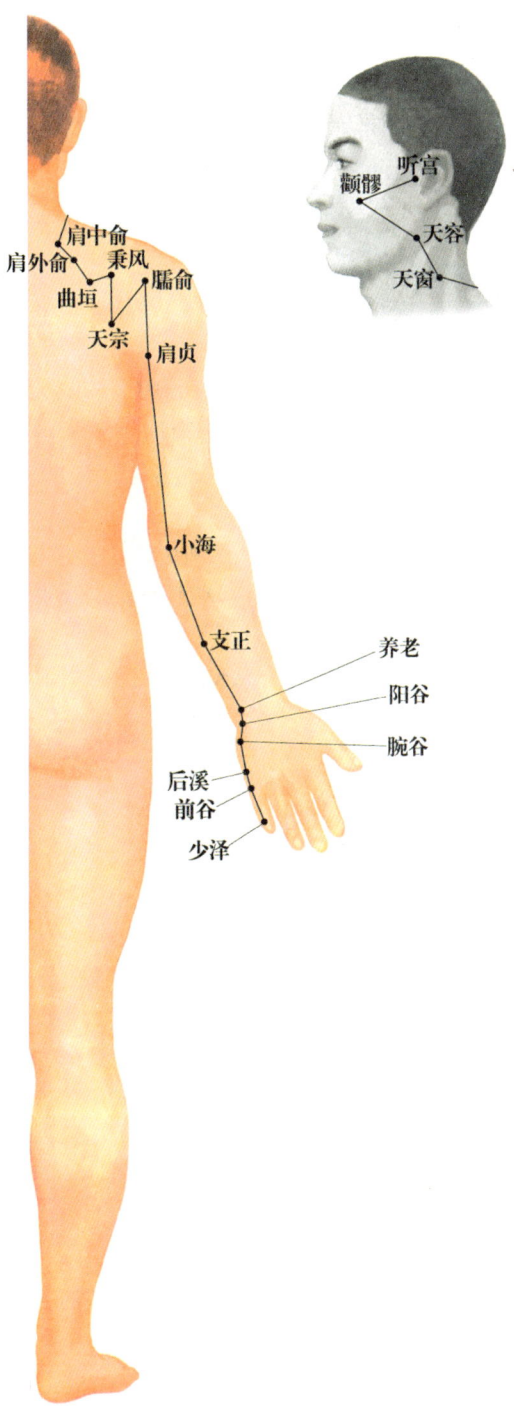

足太阳膀胱经

1. 足太阳膀胱经一侧67个穴位（左右两侧共134个穴位）。49个穴位分布在头面部颈部背腰部；18个穴位分别在下肢后面的正中线和足外侧部。

首穴睛明末穴至阴。主要治疗头、项、目、背、腰、下肢病症。

2. 经络循行

内眼角——头顶——后颈部——背部——腰部——腿外侧后缘——足小趾端，属膀胱络肾，系脑。

3. 防治病症

泌尿系统疾病：小便淋沥、短赤，尿失禁；

运动系统疾病：项强痛，足小趾不能运用，经脉所过的背、腰、骶、大腿后侧、腘窝、腓肠肌等处疼痛；

呼吸系统疾病：鼻塞，流涕，鼻血；

消化系统疾病：痔疮，疟疾；

神经系统疾病：头痛，癫狂，神志病；

其他：眼痛多泪。

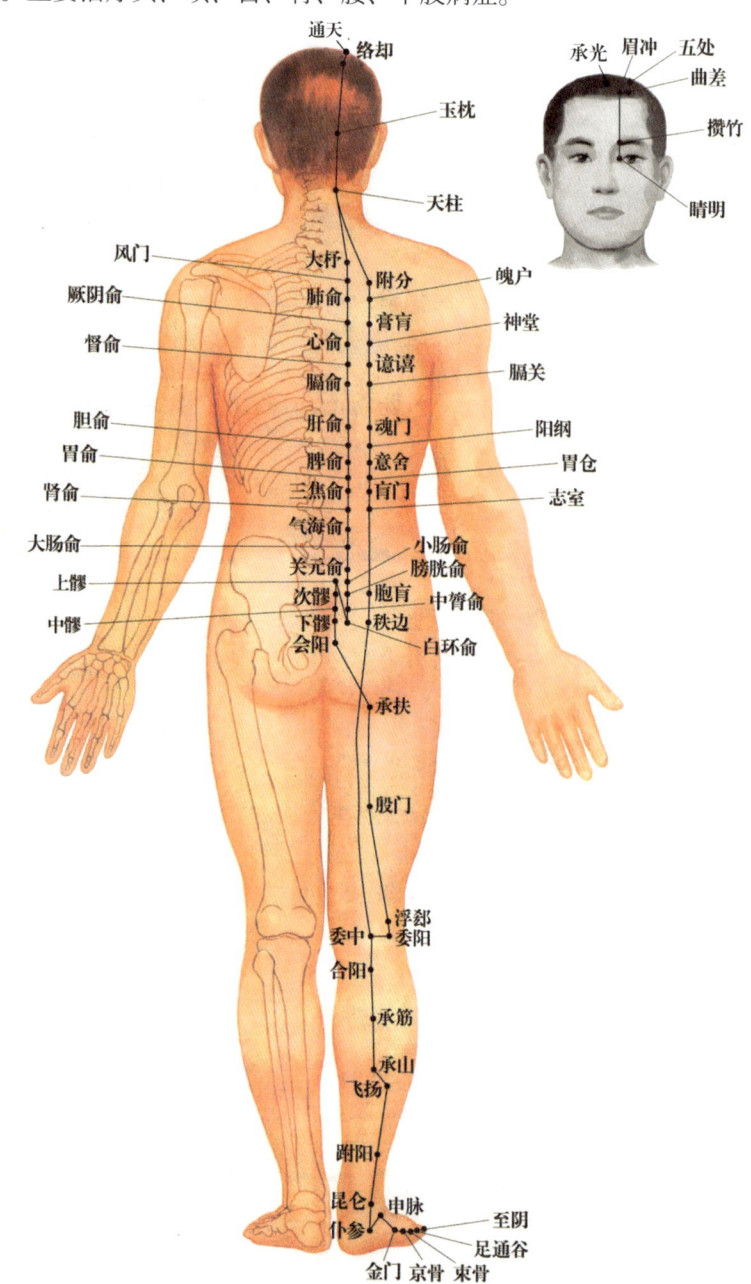

足少阴肾经

1. 足少阴肾经共有27个穴位（左右共54个穴位），其中10个穴位分布在下肢内侧，17个穴位分布在胸腹部前正中线的两侧。

首穴涌泉末穴俞府。本经俞穴可治疗泌尿生殖系统、神经系统、呼吸系统、消化系统、循环系统等病症和本经所过部位的病症。

2. 经络循行

足小趾下面——足心（涌泉穴）——内踝后缘——腹部——胸部，属肾，联络膀胱，系脊柱、肝、膈、喉、舌、肺、心、胸腔。

3. 防治病症

泌尿生殖系统疾病：遗精、阳痿、带下、月经不调、下肢内侧疼痛；

呼吸系统疾病：哮喘；

消化系统疾病：泄泻。

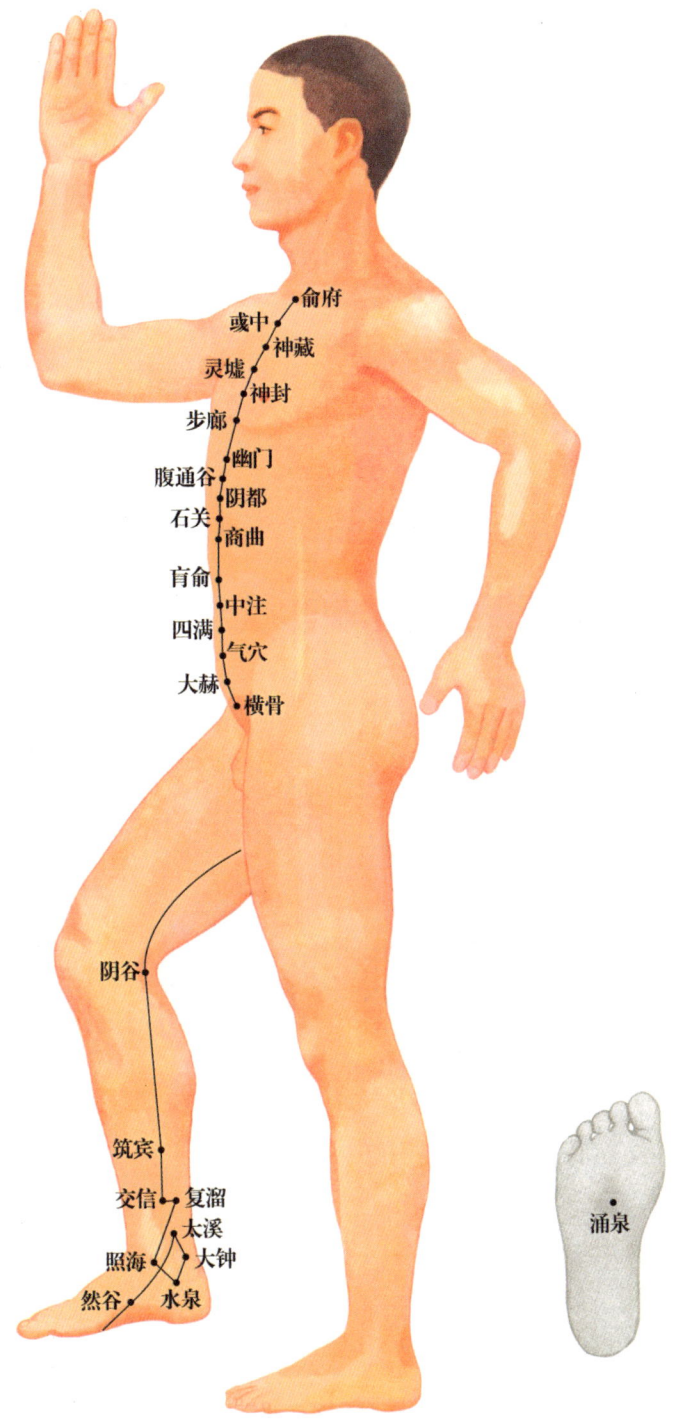

手厥阴心包经

1. 手厥阴心包经一侧9个穴位（左右共18个穴位），其中8个穴位位于上肢，1个位于胸部。

首穴天池末穴中冲。联系的脏腑和器官有心包、三焦，能够治疗这些脏器和器官所在部位的疾病。

2. 经络循行

侧胸部——腋下——上臂内侧正中线——中指指端，属心包络三焦，系膈。

3. 防治病症

呼吸系统疾病：咳嗽、痰多、气喘、支气管炎；

消化系统疾病：胃痛、呃逆、呕吐、急性肠胃炎、泄泻；

循环系统疾病：胸痛、心悸、心烦、心绞痛、心动过速或过缓、心律不齐；

神经系统疾病：癫狂、中风、昏迷、失眠、烦躁；

泌尿生殖系统疾病：前列腺疾病；

经脉循行处不适：肘臂痛、网球肘、手掌多汗、腋下肿痛、乳汁分泌不足、乳腺炎；

其他：疲劳、臃肿、肘臂挛急等。

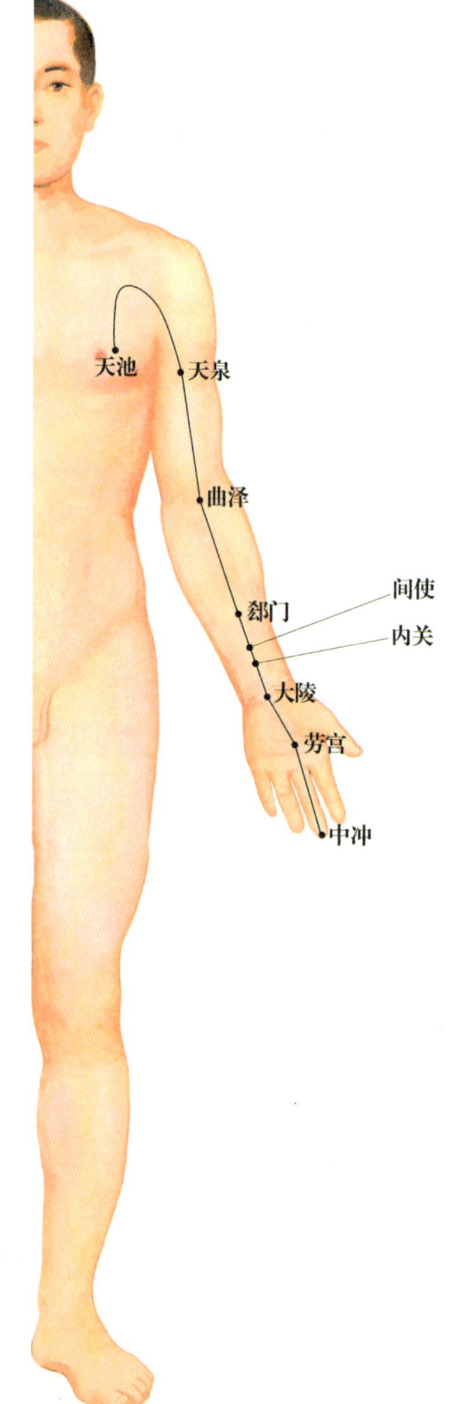

手少阳三焦经

1. 手少阳三焦经一侧有23个穴位（左右共46个穴位）。其中有13个穴位分布在上肢背面，10个穴位在颈部和头部。

首穴关冲末穴丝竹空。本经联系的脏腑和器官有三焦、心包、耳、目，能够治疗经脉所过部位的病证和热病、头面五官病证。

2. 经络循行

无名指尺侧端——上肢外侧中线——肩部——侧颈部——头部——耳部——眉梢，属三焦络心包，系耳、目。

3. 防治病症

神经系统疾病：头痛；

泌尿生殖系统疾病：水肿、小便不利、遗尿；

其他：耳聋、耳鸣、目赤肿痛、颊肿以及肩臂外侧疼痛等证。

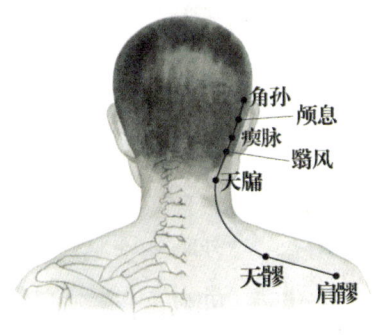
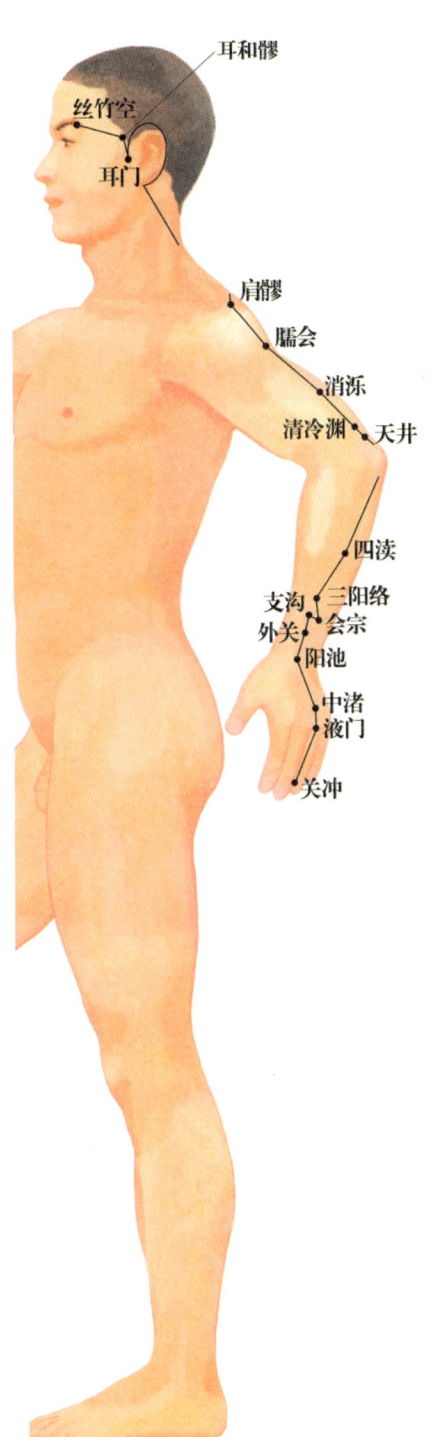

足少阳胆经

1. 足少阳胆经共有44个穴位（左右共88个穴位）。15个穴位分布在下肢的外侧面，29个穴位在臀、侧胸、侧头部。

首穴瞳子髎末穴足窍阴。主治病症头面五官病症、神志病、热病以及脉所经过部位的病症。

2. 经络循行

眼外角——侧头部——耳部——额面颊——颈部——肩部——侧胸部——侧腰部——腿外侧中线——第4脚趾端，属胆络肝。

3. 防治病症

头面五官病症：头痛、耳鸣、耳聋、牙痛、流鼻涕、眼科疾病；

神经系统疾病：癫痫、多梦、目眩；

经脉循行处不适：目外眦痛，下肢麻木，颈、肩、背、腰痛；

其他：口苦、颌痛、腋下肿、胸胁痛、缺盆部肿痛、下肢外侧疼痛及经脉所经过部位的其他疾病。

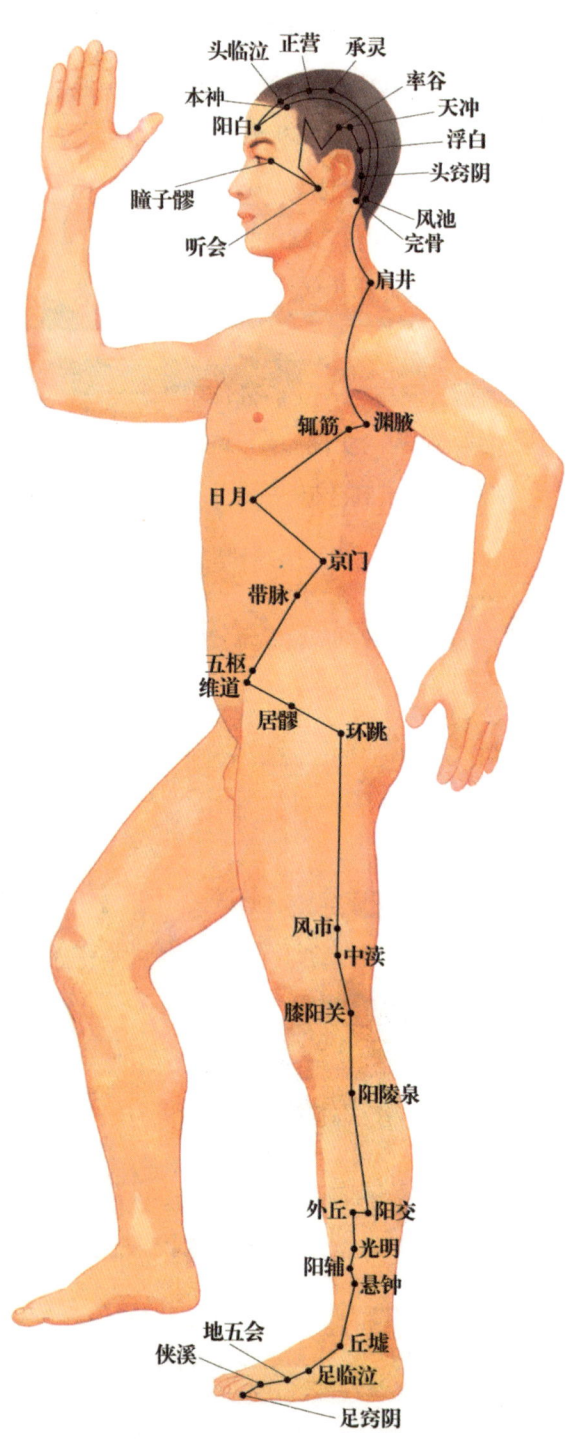

足厥阴肝经

1. 足厥阴肝经一侧有14个穴位（左右两侧共28穴），其中12穴分布于腹部和胸部，12穴在下肢部。

首穴大敦末穴期门。主治肝胆病症、泌尿生殖系统、神经系统、眼科疾病和本经经脉所过部位的疾病。

2. 经络循行

足大趾的外侧端——大腿内侧前缘至中线——会阴部——侧胸部，属肝络胆，系生殖器、胃、膈、咽、目。

分支：目——颊里——口唇的里边。

分支：肝——膈肌——肺，交于手太阴肺经。

3. 防治病症

肝胆病症：肝炎、两胁疼痛、胸胁胀满、胆囊炎、胆结石；

眼科疾病：目赤肿痛、青盲；

消化系统疾病：消化不良、腹胀、呃逆、呕吐、痢疾；

泌尿生殖系统疾病：疝气、遗尿、小便不利、遗精、腹痛、腰痛不可以俯仰、痛经、月经不调；

神经系统疾病：头痛、目眩、情志抑郁或易怒；

其他：咽干、口苦、糖尿病、乳房胀痛、下肢痹痛等症。

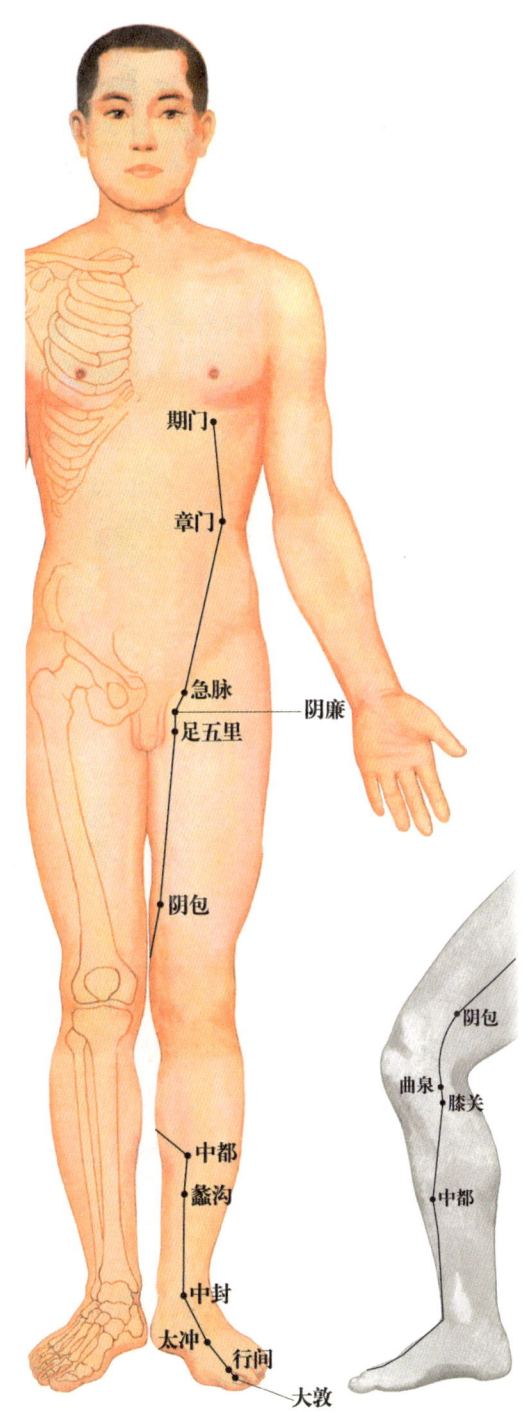

督脉

1. 督脉1名1穴，计29穴。分布于头、面、项、背、腰、骶部之后正中线上。

首穴长强末穴龈交。印堂穴原属于经外奇穴，现归于督脉，为了不与原穴相混，放于最后。

主治神经系统、呼吸系统、消化系统、泌尿生殖系统、运动系统病症，以及热性病症和本经所过部位之病症。

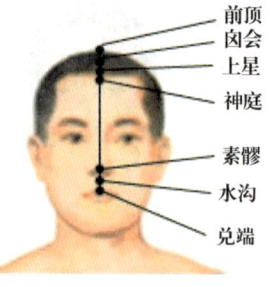

2. 经络循行

胞中——会阴——腰背正中线——头前正中线——上龈正中。

督脉总督一身之阳经，称为"阳脉之海"。六条阳经都与督脉交会于大椎，督脉有调节阳经气血作用。主生殖功能，特别是男性生殖功能。

3. 防治病症

神经系统疾病：头痛、头重、眩晕、眼花、癫狂、精神分裂、中风不语；

呼吸系统疾病：咳嗽、气喘、咽喉肿痛；

消化系统疾病：呕吐、急性肠胃炎；

泌尿生殖系统疾病：月经不调、赤白带下、遗精、阳痿；

运动系统疾病：项强、腰脊强痛、坐骨神经痛、俯仰不利、麻木、抽搐。

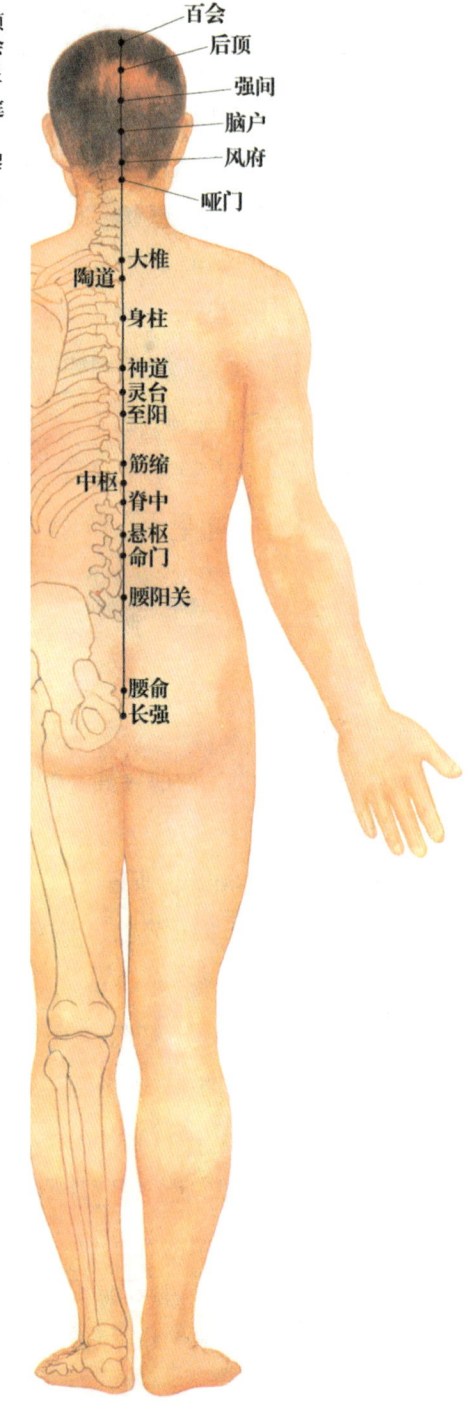

任脉

1. 任脉1个名称1个穴位，共24个穴位。分布于面、颈、胸、腹的前正中线上。

主治神经系统、呼吸系统、消化系统、泌尿生殖系统病症，以及寒性病症和本经所经过之部位的病症。

2. 经络循行

胞中——会阴——胸腹正中线——头前正中线——上龈正中。

任脉与六阴经有联系，称为"阴脉之海"，具有调节全身诸阴经经气的作用。

3. 防治病症

神经系统疾病：失眠、健忘、神志病；

呼吸系统疾病：咳喘、咽喉肿痛、支气管炎；

消化系统疾病：口臭、腹胀、肠鸣、泄泻、呕吐；

泌尿生殖系统疾病：月经不调，小便不利，崩漏，遗精；

其他：牙痛及腹、胸、颈、头面的局部病症及相应的内脏器官疾病。

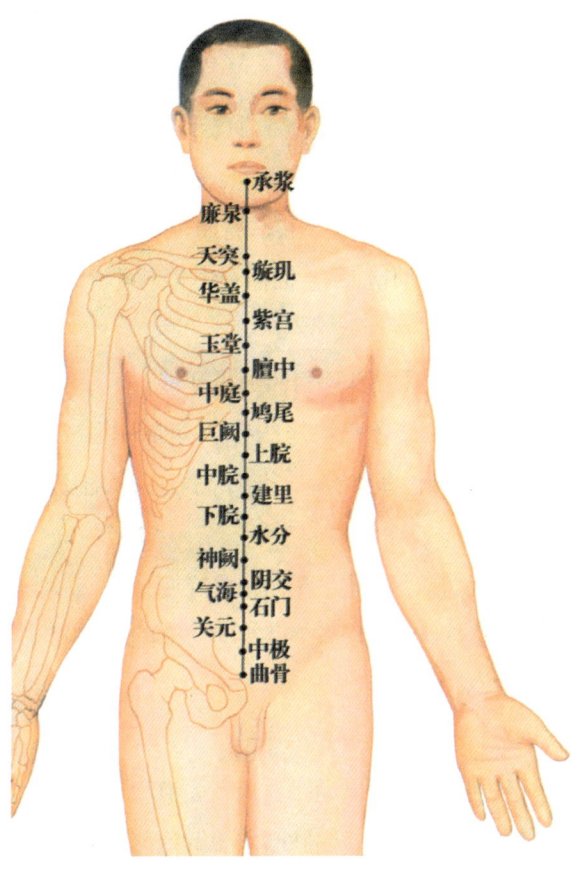

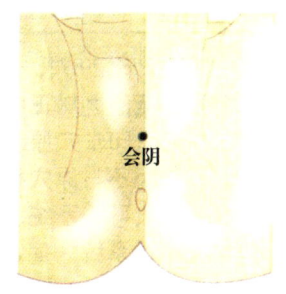

二、经外奇穴功效与主治

1. 里内庭
【作用功效】镇惊安神，消食导滞。

【主治病症】缓解治疗牙痛、齿龈炎、扁桃体炎、去除口臭。缓解泻胃火、胃痉挛、急慢性肠炎、小儿消化不良、胃痛。

缓解治疗小儿惊风、抽搐、癫痫。缓解食物中毒、三叉神经痛、荨麻疹。

2. 印堂
【作用功效】清头明目，通鼻开窍。

【主治病证】治疗头痛、头晕、前头痛、目眩、目赤肿痛、三叉神经痛。治疗鼻塞、流鼻水、鼻炎、鼻部疾病。治疗高血压、失眠、精神乏力。

3. 俞府
【作用功效】止咳平喘、和胃降逆。

【主治病症】咳嗽气喘、呕吐、胸痛、不嗜食等。现代用于治疗胸膜炎，支气管炎，哮喘，呼吸困难。

4. 内膝眼
【作用功效】活血通络、疏利关节。

【主治病证】按摩内膝眼穴缓解治疗膝痛、腓肠肌痉挛、髌骨软化症、下肢麻木等。

5. 百虫窝
【作用功效】祛风、驱虫、止痒。

【主治病证】治各种各样的皮肤瘙痒症状如蚊虫叮咬的痒，在百虫窝这个穴位上，用刺血拔罐方法强刺激泻热，瘙痒就会减轻。包括荨麻疹又叫风疹，在身体当中有血热，表气又虚受到外在冷空气刺激，内热无法透达。也可以在百虫窝穴上刺血拔罐，治疗荨麻疹引起的瘙痒。

6. 内踝尖
【作用功效】清热解毒。

【主治病证】按摩内踝尖穴能缓解治疗牙痛、牙痛、小儿重舌、扁桃体炎。

7. 外踝尖
【作用功效】舒经活络。

【主治病证】按摩外踝尖穴能缓解治疗腓肠肌痉挛、脚气、牙痛等。缓解治疗脚外廉转筋。

8. 阑尾

【作用功效】调理肠腑。

【主治病证】按摩阑尾穴缓解治疗阑尾炎、消化不良、腹痛、吐泻。

9. 鹤顶

【作用功效】祛风除湿，通利关节。

【主治病证】按摩鹤顶穴缓解治疗膝痛、腿痛、下肢麻痹、瘫痪、鹤膝风。艾灸可治疗腿足无力、下肢痿软。

10. 气端

【作用功效】通络、开窍、止痛。

【主治病证】按摩气端穴缓解治疗足痛、脚气、足趾麻木、中风。用艾条温和灸治气端穴10~15分钟，一天一次，可以缓解治疗麦粒肿、足趾麻木。

11. 髋骨

【作用功效】祛风、通络。

【主治病证】按摩髋骨穴缓解治疗膝关节痛、中风偏瘫、脚气等。

将大拇指指尖按揉髋骨穴100~200次，长期坚持按摩，可以防治中风偏瘫。

用艾条温和灸治髋骨穴5~10分钟，一天一次，可以缓解治疗膝关节疼痛等

12. 独阴

【作用功效】降逆和胃、理气止痛。

【主治病证】按摩独阴穴缓解治疗心绞痛、胃痛、疝气。

用大拇指指尖掐按独阴穴1~2分钟，每天坚持掐揉，可以缓解治疗疝气、胃痛、月经不调。

用艾条温和灸治独阴穴10~15分钟，一天一次，可以缓解治疗心绞痛、胃痛、胸痛、疝气、月经不调。

13. 胆囊

【作用功效】疏肝利胆。

【主治病证】按摩胆囊穴缓解治疗胆囊炎、胆结石、胆绞痛等。

将食指中指并拢，用两只指腹按揉胆囊穴3~5分钟，长期按摩，可以防治胆囊炎、胆结石、胆绞痛等。

用艾条温和灸治胆囊穴10~15分钟，一天一次，可以缓解治疗慢性胃病、口眼歪斜等。

14. 肘尖

【作用功效】化痰消肿、通经活络。

【主治病证】按摩肘尖穴缓解治疗瘰疬、痈疽、肠痛、疔疮等。

15. 中泉

【作用功效】理气宽胸。

【主治病证】按摩中泉穴缓解治疗胸闷、呕吐、胃痛、中风等。

16. 中魁

【作用功效】疏通活络、降逆和胃。

【主治病证】按摩中魁穴缓解治疗反胃、消化不良、食欲不振、噎膈。用大拇指指腹揉按中魁穴3~5分钟，每天坚持，可以治疗消化不良、食欲不振等。

17. 翳明

【作用功效】明目聪耳、宁心安神。

【主治病证】按摩翳明穴缓解治疗近视、远视、耳鸣、头痛、失眠等病症。

翳明穴位配伍：翳明穴配球后穴、睛明穴缓解治疗早期白内障。

将食指、中指并拢，用两指指尖点揉翳明穴100次，具有明目安神的功效，每天坚持按揉可以预防治疗眼部疾患。

18. 腰痛点

【作用功效】舒经活络、化瘀止痛。

【主治病证】按摩腰痛点穴缓解治疗急性腰扭伤、手背红肿疼痛、头痛、耳鸣。

腰痛点穴配肾俞穴，缓解治疗腰肌劳损、腰扭伤等。腰痛点穴配曲池穴、手三里穴缓解治疗腕关节疼痛。

用大拇指指尖顺时针按揉3~5分钟，每天按摩，可以缓解治疗耳鸣、头痛等症状。

用艾条温和灸腰痛点3~5分钟，可以缓解治疗耳鸣、头痛、坐骨神经痛等。

19. 胃脘下俞

【作用功效】健脾和胃、理气止痛。

【主治病证】按摩胃脘下俞穴缓解治疗胃痛、消渴病、胸胁痛、胸膜炎。

用大拇指指腹推按胃脘下俞穴2~3分钟，长期按摩，可以治疗消渴、胃痛等。

用艾条回旋灸治胃脘下俞穴，5~10分钟，一天一次，可以缓解治疗消渴、咳嗽、咽干、呕吐等。

20．外劳宫

【作用功效】祛风通络、活血止痛。

【主治病证】按摩外劳宫穴缓解治疗腹痛、手背红肿发痛、小儿脐风。

外劳宫穴配指根穴缓解治疗五指不得伸屈。

用大拇指指尖顺时针按揉外劳宫穴3~5分钟，每天按摩，可以缓解治疗手背红肿疼痛、腹痛、腹泻等。

用艾条温和灸治外劳宫穴3~5分钟，一天一次，可以缓解治疗消化不良、小儿脐风等。

21．四缝

【作用功效】消食导滞、祛痰化积。

【主治病证】按摩四缝穴缓解治疗疳积、胃脘痛、哮喘等。

四缝穴配内关穴、合谷穴缓解治疗百日咳。

用大拇指指尖掐揉四缝穴，每穴掐揉2~3分钟，长期掐揉，可以缓解治疗疳积、呃逆、胃脘痛、哮喘、中暑等症状。

用艾条回旋灸治四缝穴10~15分钟，一天一次，可以缓解治疗失眠、神经衰弱、痛风。

22．二白

【作用功效】调和气血、缓急止痛。

【主治病证】按摩二白穴缓解治疗前臂痛、胸胁痛、痔疮、脱肛、肛裂出血。

二白穴位配伍：二白穴配百会穴、长强穴可缓解治疗脱肛等。

用大拇指指腹揉按二白穴2~3分钟，一天一次，可以治疗前臂痛、胸胁痛等。

用艾条温和灸治二白穴10~15分钟，一天一次，可以缓解治疗脱肛、里急后重等。

23．八邪

【作用功效】清热解毒。

【主治病证】按摩八邪穴缓解治疗头痛、咽痛、手指关节疾病等。

八邪穴配三间穴、后溪穴缓解治疗手指麻木。

用艾条温和灸治八邪穴10~15分钟，一天一次，可以缓解治疗手关节疾病、头痛、手脚冰冷。

24. 腰眼

【作用功效】强腰健肾。

【主治病证】按摩腰眼穴缓解治疗腰腿痛、坐骨神经痛、腰骶疼痛、下肢痿痹等。

用手掌大鱼际着力,按揉腰眼2~3分钟,每天坚持按摩,可治疗坐骨神经痛、腰腿痛等。

用艾条温和灸治腰眼穴,10~15分钟,一天一次,可以缓解治疗腹痛、消渴、子宫内膜炎。

25. 腰奇

【作用功效】理气通便、调经止痛。

【主治病证】按摩腰奇穴缓解治疗头痛、失眠、腰脊强痛、便秘、坐骨神经痛等。

腰奇穴配大椎穴、间使穴缓解治疗癫痫。腰奇穴配百会穴,具有通经活络的功效,缓解治疗头痛。

用大鱼际揉按腰奇穴,以局部有酸胀感为宜,一天一次,可以缓解治疗腰脊强痛、便秘、坐骨神经痛等。

用艾条温和灸腰奇穴3~5分钟,一天一次,可以缓解治疗头痛、失眠、月经不调等。

26. 球后

【作用功效】清热明目。

【主治病证】按摩球后穴缓解治疗近视、斜视、青光眼、早期白内障等眼部疾病。

球后穴配睛明穴、光明穴缓解治疗视目不明;球后穴配风池穴、曲池穴、合谷穴、太冲穴缓解治疗青光眼。

用食指指尖按揉球后穴3~5分钟,每天坚持按摩,可以缓解治疗眼部疾病,如近视、斜视、青光眼。

27. 痞根

【作用功效】健脾和胃、理气活血。

【主治病证】按摩痞根穴缓解治疗胃痛、反胃、胃炎、腰脊强痛、腰肌劳损等。

用大拇指指腹揉按痞根穴2~3分钟,长期坚持,可以治疗腰脊强痛、腰肌劳损、胃下垂等。

用艾条回旋灸治痞根穴,10~15分钟,一天一次,可以缓解治疗胃痛、反胃、胃炎等。

拔罐痞根穴的方法:用气罐留罐10~15分钟,一天一次,可以治疗腰肌劳损、胃扩张、肝炎等病等。

28. 颈百劳

【作用功效】养肺止咳、舒经活络。

【主治病证】按摩颈百劳穴缓解治疗哮喘、肺结核、角弓反张、颈项强痛等病症。

颈百劳穴位配伍：颈百劳穴配足三里穴缓解治疗咳嗽。

将食指、中指并拢，指尖着力，揉按颈3~5分钟，长期按摩，可缓解哮喘、肺结核、失眠等。

29. 夹脊

【作用功效】调节脏腑、舒经活络。

【主治病证】按摩夹脊穴缓解治疗心肺疾病、胃肠疾病、坐骨神经痛、腰痛等。

夹脊穴配风池穴、大杼穴、阳陵泉穴可以缓解治疗肢体痿痹。

用双手拇指沿脊柱两侧由上至下反复推揉5分钟，长期按摩，可防治腰背疾病。

艾条回旋灸治夹脊穴，每穴各灸治5分钟，一天一次，可以治疗心肺疾病、肠胃疾病、上下肢疾病等

30. 耳尖

【作用功效】清热祛风、解痉止痛。

【主治病证】按摩耳尖穴缓解目赤肿痛、急性结膜炎等。

耳尖穴配大椎穴、十宣穴缓解治疗中暑；耳尖穴配攒竹穴、风池穴、光明穴、合谷穴、委中穴、关冲穴、印堂穴缓解治疗结膜炎、目赤肿痛等。

用大拇指、食指相对，用两只指尖掐按耳尖3~5分钟，可以缓解治疗目赤肿痛、急性结膜炎。

用艾条温和灸耳尖穴10分钟，一天一次，可以缓解治疗偏正头痛、角膜炎等病症。

31. 定喘

【作用功效】止咳平喘。

【主治病证】按摩定喘穴缓解治疗哮喘久咳、百日咳、肺结核等。

用大拇指指腹推按定喘穴1~3分钟，长期按摩，可以治疗喘哮久咳、肺结核等。

用艾条温和灸治定喘穴，5~10分钟，一天一次，可以缓解治疗咳嗽、百日咳、肩背痛等。

32. 当阳

【作用功效】疏经通络、醒脑明目。

【主治病证】按摩当阳穴缓解治疗神经性头痛、偏头痛、赤目肿痛、鼻炎等。

当阳穴配迎香穴、合谷穴，具有通利鼻窍，缓解治疗鼻塞；当阳穴配太阳穴、耳尖穴缓解治疗急性结膜炎。

按摩当阳穴的手法：用拇指指腹按揉当阳穴2~3分钟，每天坚持按摩，具有清头明目的功效。

33．八风

【作用功效】经常按摩，可消肿止痛，清热解毒。

【主治病症】头痛、牙痛、足跗肿痛、疟疾、风湿病等症。

八风穴配足三里穴、阳陵泉穴，治下肢麻木。

用大拇指尖掐揉八风穴各50次，长期按摩，有清热解毒的功效，可治疗牙痛、足跗肿痛、月经不调等病症。

用艾条温和灸治10~15分钟，一天一次，可治疗头痛、疟疾风病等。

34．上迎香

【作用功效】通鼻窍，疏风邪。

【主治病症】鼻塞、鼻息肉、过敏性鼻炎、鼻窦炎、鼻出血等鼻部疾病。

用中指指尖揉按上迎香2~3分钟，每天坚持，可防治鼻部疾病。

上迎香穴配上星穴、印堂穴、合谷穴治慢性鼻炎。

上迎香穴配天府穴、肝俞穴治迎风流泪。

35．四神聪

【作用功效】清利头目，醒神开窍。

【主治病症】头痛、失眠、眩晕、神经衰弱、健忘等症。

用食指指尖点按四神聪各100~200次，治疗头痛、失眠、健忘、眩晕。

艾灸方法：用艾条回旋灸四神聪穴10~15分钟，一天一次，治疗神经性头痛、高血压等。

四神聪穴配神门穴、三阴交穴治失眠。

四神聪穴配太冲穴、风池穴治头痛、头昏。

36．牙痛

【作用功效】通牙关，开窍却风，止痛，抑菌消炎。是临床用于治疗牙痛的特效穴。

【主治病症】由龋齿、牙外伤、牙齿过敏、急性牙髓炎、慢性牙髓炎等引起各种牙痛。还用于治疗面神经麻痹、面瘫后遗症、面肌痉挛、流行性腮腺炎、下颌关节炎、三叉神经痛，中风性失语流涎。

37．子宫

【作用功效】调经理气、升提下陷。

【主治病证】月经不调、痛经、妇女不孕、阴挺、盆腔炎、阑尾炎等。

子宫穴，艾条灸5~15分钟，子宫穴艾炷灸3~5壮。

子宫穴的按摩手法：用双手中指指腹按揉并做环状运动，每次3分钟，每日2次。

38．十宣穴

【作用功效】清热开窍。

【主治病症】急救、休克、昏迷、中暑、惊厥。缓解治疗各种热证：急性咽喉炎、高血压、急性肠胃炎、手指麻木。

十宣穴配曲池穴有泻热镇痉的作用；十宣穴配十二井穴，有开窍醒脑的作用，主要缓解治疗中风闭症。

【针刺方法】十宣穴，直刺0.1~0.2寸，或用三棱针点刺出血。

按摩十宣穴的手法：用拇指或中指指尖按压十宣穴，按压至十宣穴变红变热。

39．肩前

【作用功效】舒经活络。

【主治病证】上肢瘫痪、肩关节周围炎、臂不能举、肩臂内侧痛等。

【针刺方法】肩前穴，直刺0.5~1寸，局部有酸麻感。

【艾灸方法】肩前穴艾炷灸3~7壮，或艾条灸5~15分钟。

按摩肩前穴的手法：用中指指腹按揉肩前穴并做环状运动，每次2分钟。

40．中平（肩周穴，肩痛穴）

【作用功效】降压醒脑、调理胃肠、消炎止痛。

【主治病证】老年肩周炎、落枕、急性腰扭伤、冠心病、心绞痛、急腹。

按摩中平穴的手法：用中指指腹按揉中平穴并做环状运动，每次2分钟。

肩痛穴是以部位功能命名的一个特定穴位，临床主要用于肩关节、内脏病变为主。该穴是平衡穴位的代表穴位，也是开始研究的第一个穴位。研究时间最长，治疗病人最多，用途最广泛，疗效更为理想，治愈率98%，一针治愈率11%，穴位的名称先后经历了肩周穴，中平穴，肩痛穴三个阶段。

41．八髎

八髎穴位对我们人体下半身的疾病，有很好的治疗和预防作用，特别是泌尿生殖系统方面的问题。

对腰部疾病有很好的治疗效果，经常按揉腰骶，促进腰部的气血通畅，对老年人的保健有非常关键作用和意义。

42．仙骨

【作用功效】能有效促进性荷尔蒙的分泌，提高性能力、清除疲惫。

指压仙骨穴时，一面缓缓吐气，一面强压3秒钟，如此重复10次，每日不间断，则必能使你返老还童、清除疲惫、精力复生提高性欲最为有效。

人的一生离不开性，适当的性生活，不仅能够增进夫妻之间的感情，更能达到延年益寿的功效。

43．治喘

【作用功效】止咳平喘，通宣理肺。

【主治病症】缓解支气管炎、支气管哮喘、百日咳。治疗肩关节软组织损伤、落枕、上肢疼痛不举、肩背痛、瘫痪、麻痹、荨麻疹、头后部痛。

指压该穴，对于治疗气喘发作非常显效，一面缓缓的吐气，一面用力按压6秒钟，重复做3次，会使气喘舒适。

刺灸法：直刺或针尖向内斜刺0.5~1寸，可灸。

44．太阳

【作用功效】清肝明目，通络止痛。

【主治病证】1．舒解偏正头痛、神经血管性头痛、三叉神经痛、眼睛疲劳。2．缓解目赤肿痛、视神经萎缩。3．解除疲劳、振奋精神、止痛醒脑。

45．鱼腰

【作用功效】镇惊安神、明目利窍、疏风清热、通络止痛。

【主治病症】1．治疗目赤肿痛、眼睑下垂、近视、急性结膜炎等。2．面神经麻痹、三叉神经痛。3．治疗目生翳膜、偏正头痛、眼睑瞤动、口眼歪斜。

用指间关节顶压：睛明穴、印堂穴、鱼腰穴，防治眼部疾病（近视、沙眼、青光眼、角膜炎、视神经炎）。

三、本书穴位索引

B

八风	144
八邪	109
百虫窝	142
百会	43
胞肓	114
臂臑	95
髀关	116

C

长强	115
承扶	125
承光	33
承浆	41
承筋	127
承灵	40
承满	54
承泣	29
承山	127
尺泽	89
冲门	125
冲阳	120
次髎	112
攒竹	33

D

| 大包 | 58 |
| 大肠俞 | 79 |

大椎	42
大都	121
大敦	139
大骨空	111
大横	58
大巨	56
大陵	108
大迎	30
大钟	132
大杼	74
带脉	63
胆囊	143
胆俞	77
膻中	70
当阳	46
地仓	29
地机	123
地五会	138
定喘	49
独阴	144
犊鼻	117

E

耳和髎	36
耳尖	47
耳门	36
二白	107
二间	91

F

飞扬	128
肺俞	75
丰隆	119
风池	40
风府	45
风门	75
风市	134
伏兔	116
扶突	28
浮白	39
浮郄	126
府舍	57
复溜	133
腹通谷	61

G

肝俞	76
膏肓	79
膈俞	76
公孙	122
关冲	103
关门	55
关元俞	79
关元	64
光明	136
归来	57

H

合谷	92
合阳	127
鹤顶	142
横骨	59
后顶	42
后溪	99
华盖	69
环跳	115
肓门	80
肓俞	60
会阳	113
会阴	115
会宗	104

J

箕门	124
极泉	96
脊中	83
夹脊	85
颊车	30
间使	102
肩井	81
肩髎	72
肩外俞	74
肩髃	52
肩贞	72
肩中俞	74
建里	67
交信	133
角孙	36
解溪	119
金津	48
金门	129
筋缩	83
京骨	129
京门	81
经渠	90

睛明 33
颈百劳 49
鸠尾 68
居髎 114
巨骨 96
巨髎 32
巨阙 68
厥阴俞 75

K

孔最 89
髋骨 142
昆仑 128

L

阑尾 143
劳宫 103
蠡沟 140
厉兑 121
廉泉 41
梁门 54
梁丘 117
列缺 89
灵道 97
灵台 84
灵墟 61
漏谷 123
颅息 35

M

命门 82

N

臑会 106
臑俞 73
内关 102
内庭 120

P

膀胱俞 112
脾俞 77
偏历 93

Q

期门 64
气冲 57
气端 144
气海俞 78
气海 65
气户 53
前谷 99
强间 42
青灵 96
丘墟 137
曲池 94
曲骨 64
曲泉 141
曲垣 73
曲泽 101
颧髎 32
缺盆 53

R

然谷 131
人迎 31

日月	62	手三里	94
乳根	54	手五里	95
乳中	53	束骨	130
		俞府	62

S

		率谷	38
三间	92	水道	56
三焦俞	78	水分	66
三阳络	105	水沟	44
三阴交	123	水泉	132
商丘	122	丝竹空	37
商曲	60	四白	29
商阳	91	四渎	105
上关	38	四缝	109
上巨虚	118	四满	59
上廉	94	四神聪	45
上髎	112	素髎	44
上脘	67		
上星	43		

T

少冲	108	太白	122
少府	98	太冲	139
少海	97	太溪	131
少商	91	太阳	47
少泽	99	太乙	55
申脉	129	太渊	90
身柱	85	陶道	85
神道	84	天池	62
神门	98	天冲	38
神阙	66	天府	88
神庭	44	天井	105
肾俞	78	天泉	101
十宣	110	天枢	55
石关	60	天突	41
石门	65	天溪	58

天牖	35	下巨虚	119
天柱	34	下廉	93
天宗	73	下髎	113
条口	118	下脘	66
听宫	32	陷谷	120
听会	37	小肠俞	111
通里	97	心俞	76
通天	34	囟会	43
瞳子髎	37	行间	139
头临泣	40	悬枢	82
头维	31	悬钟	137
		璇玑	69
		血海	124

W

外关	104		
外劳宫	109		

Y

外陵	56	哑门	45
外丘	136	阳白	39
完骨	39	阳池	106
腕骨	100	阳辅	137
委阳	126	阳纲	80
委中	126	阳谷	100
胃仓	80	阳交	136
胃俞	77	阳陵泉	135
温溜	93	阳溪	92
五枢	63	养老	100
		腰奇	86
		腰痛点	108

X

郄门	102	腰眼	86
膝关	140	腰阳关	82
膝阳关	135	腰俞	116
侠白	88	液门	104
侠溪	138	翳风	35
下关	31	翳明	48

阴包	141	中髎	113
阴谷	134	中泉	110
阴交	65	中枢	83
阴陵泉	124	中庭	68
阴都	98	中脘	67
阴市	117	中渚	106
殷门	125	中注	59
隐白	121	肘尖	107
印堂	46	肘髎	95
迎香	28	子宫	69
涌泉	131	足临泣	138
幽门	61	足三里	118
鱼际	90	足通谷	130
鱼腰	46	足五里	141
玉堂	70		
玉液	48		
玉枕	34		
云门	52		

Z

章门	63
照海	133
支沟	107
支正	101
至阳	84
至阴	130
志室	81
秩边	114
中冲	103
中都	140
中渎	135
中府	52
中魁	110